河南省卫生健康委员会立项资助项目

中医助您心脏康复

（8ESC 法）

河南省康复医学会心血管病康复分会专家委员会编写

主编　杜廷海　牛琳琳　温　鑫

河南科学技术出版社

·郑州·

内容提要

本书根据作者长期从事中医心脏康复工作经验首创的心脏康复"8ESC"管控方案,参考国内外中西医研究成果,详细介绍心脏病患者如何回归健康,走上心脏康复之路的方法。第一部分为心脏康复"8ESC"方案篇。心脏病患者一旦被诊断为心脏病或介入术后第一天起,就应该进入"8ESC"流程,进行复合评估、动静结合康复运动、情志管理、辨证食疗、睡眠管理等。第二部分为心脏康复释义篇,深入浅出解释中医心脏康复"8ESC"管控方案的科学道理。本书内容新颖,通俗易懂,科学实用,为心脏病患者及心脏健康管理工作者的必读参考书。

图书在版编目(CIP)数据

中医助您心脏康复 / 杜廷海,牛琳琳,温鑫主编. —郑州:河南科学技术出版社,2021.7

ISBN 978-7-5725-0075-6

Ⅰ.①中⋯ Ⅱ.①杜⋯ ②牛⋯ ③温⋯ Ⅲ.①心脏病—中医学—康复医学 Ⅳ.①R259.4

中国版本图书馆CIP数据核字(2021)第007927号

出版发行:河南科学技术出版社

地址:郑州市郑东新区祥盛街27号 邮编:450016

电话:(0371)65737028 65788613

网址:www.hnstp.cn

责任编辑:邓 为

责任校对:曹雅坤 王俪燕

封面设计:中文天地

责任印制:朱 飞

印 刷:河南博雅彩印有限公司

经 销:全国新华书店

开 本:720 mm×1020 mm 1/16 印张:12.25 字数:150千字

版 次:2021年7月第1版 2021年7月第1次印刷

定 价:45.00元

前言
PREFACE

您是否因冠心病、高血压、糖尿病、心力衰竭等心血管疾病反复住院，无法像正常人那样工作与生活呢？

冠状动脉支架植入术、冠状动脉搭桥术、瓣膜置换术等心血管疾病术后的您是否健康、幸福、快乐呢？

随着科学技术的发展和生活水平的提高，我们的健康需求已不满足于单纯的药物治疗，要求全面提高健康水平和生存质量，心脏康复成为心脏病较为理想的治疗手段。

心脏康复可以改善患者生活质量，明显提高其运动能力，延长寿命，减少住院率，预防心血管疾病的发生，更好地回归社会。

中医心脏康复的理论基础在于整体观念、形神统一及辨证论治，在强调整体康复的同时，主张辨证康复，包括中药、针灸、按摩、熏洗、气功、导引、食疗等行之有效的康复方法。如中医康复运动的特点是以心身舒适为要，形式多样（如散步、气功、太极拳、五禽戏、八段锦等），动静结合、形神共养。导引技术可配合中医五音疗法，提高康复治疗效果。以中医辨证施膳与"药食同源"理论为理念的饮食疗法对心脏康复治疗起到了良好的作用。中医外治疗法根据辨证论治原则，整体调节，多途径、多环节发挥作用。中西医结合药物治疗是心脏康复的重要组成部分。随着医学由单纯的生物医学模式向生物-心理-社会医学模式转化和循证医学的不断完善，心脏康复医学将发挥不可替代的作用。

我国心血管疾病康复医疗工作起步较晚，发展不平衡，有些地方甚至没有心脏康复的意识和概念。大量心脏病患者仅注重临床治疗，忽视早期的管理与预防干预，以及发病后有效的康复治疗，把心脏病的恢复寄托在

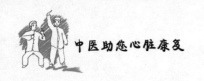

静养上，而忽视了运动；寄托在药物的控制上，而忽视了康复和预防。因此，积极开展心脏康复工作并不断提高，造福于患者，是医务工作者的重要任务之一。

本书根据作者长期从事中医心脏康复工作经验首创的心脏康复"8ESC"管控方案，参考国内外中西医研究成果，详细介绍了心脏病患者如何回归健康，走上心脏康复之路的方法。本书在编写过程中，参考和借鉴了已出版发表的相关论著，在此谨致以诚挚的谢意。

编者

2020 年 4 月

目 录
CONTENTS

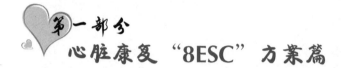

第一部分
心脏康复"8ESC"方案篇

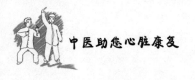

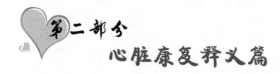

第二部分
心脏康复释义篇

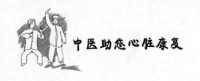

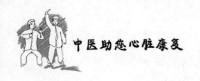

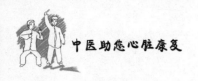
附录

得了心脏病不用怕

心脏康复可以改善患者生活质量，明显提高其运动能力和延长寿命。

回归健康、回归生活

心脏康复"8ESC"之路，我们与您携手同行！

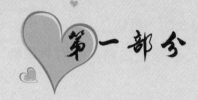

第一部分

心脏康复"8ESC"方案篇

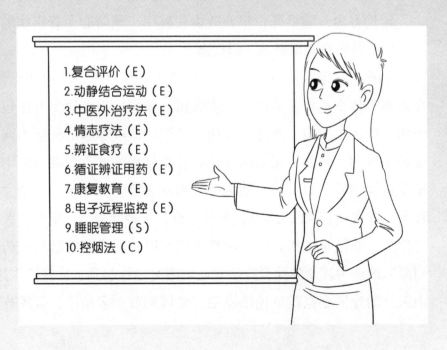

1. 复合评价（E）
2. 动静结合运动（E）
3. 中医外治疗法（E）
4. 情志疗法（E）
5. 辨证食疗（E）
6. 循证辨证用药（E）
7. 康复教育（E）
8. 电子远程监控（E）
9. 睡眠管理（S）
10. 控烟法（C）

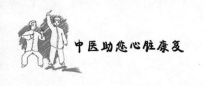

第一节 概 述

目前全国有心血管病患者 2.9 亿，其中高血压患者约 2.7 亿，心肌梗死患者约 250 万，心力衰竭患者约 450 万，每 5 个成年人中就有 1 人患心血管病。

您是否是其中一员？

如果您不是，恭喜您，但同样需要预防心脏病。

如果您是其中一员，从现在起，心脏康复之路，我们与您携手同行！

当患上了心脏病，我们难道仅仅满足于症状好转和检查指标改善吗？不是，心情愉快、正常工作、延长寿命才是理想的期盼。

通过心脏康复可以改善患者的生活质量，明显提高其运动能力，延长寿命，降低死亡率，减少住院率，预防心血管疾病的发生，让心脏病患者更好地回归社会。

中医心脏康复的特色在于整体观念、形神统一及辨证论治，在强调整体全面康复的同时，主张辨证康复，很多康复方法包括中药、针灸、按摩、熏洗、气功、导引、食疗等都是根据不同情况辨证应用。例如，康复运动是心脏康复程序的重要部分，中医康复运动的特点以心身舒适为要，形式多样（如散步、气功、太极拳、五禽戏、八段锦等），动静结合、形神共养，可配合中医五音疗法，通过辨证提高康复治疗效果。以中医辨证施膳与"药食同源"理论为理念的饮食疗法对心脏康复治疗起到了良好的作用。中医外治疗法根据辨证论治原则，整体调节，多途径、多环节发挥作用。随着医学由单纯的生物医学模式向生物－心理－社会医学模式转化，心脏康复发挥了不可替代的作用。

那么，如何才能达到理想的目标呢？

下面，我们推出中医 "8ESC" 法。

问题来了，什么是中医 "8ESC" 法？

电脑键盘上有 "ESC"（退出键），是不是 8 个退出呢？这里是有一点让疾病退出的含义，但这不是中医 "8ESC" 法。

其实，"8ESC" 法是在西医康复基础上的中医 "8ESC" 法。

8ESC法包括

1. 复合评估（Evaluation of composite）

2. 动静结合运动（Exercise of dynamic static integrated）

3. 中医外治疗法（External therapy）

4. 情志疗法（Emotions therapy）

5. 循证辨证用药（Eating syndrome differentiation）

6. 辨证食疗（Evidence-based and dialectical medication）

7. 康复教育（Education）

8. 电子远程监控（Electronic monitoring system）

再加上

9. 睡眠管理（Sleep management）

10. 控烟法（Control cigarette consumption）

以上以第一个字母汇集，称 "8ESC 法"。下面章节将逐一讲解。

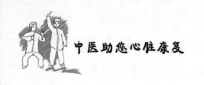

第二节　心脏康复复合评估法

心脏康复之路，首先要进行复合评估（Evaluation of composite），即第一个"E"。心脏康复评估的目的在于制定康复方案、判断康复治疗的风险、确定疗效和鉴定回归工作程度。也就是说，一要安全，二要有效。

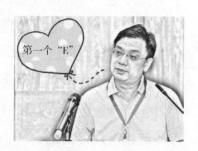

一、方案纲要

复合评估，主要由专业人员实施，评估的项目主要是心肺运动试验。如无这种设备，可用心电图运动负荷试验、6分钟步行试验代替。还要进行中医体质测评和中医辨证分型、专业评估量表

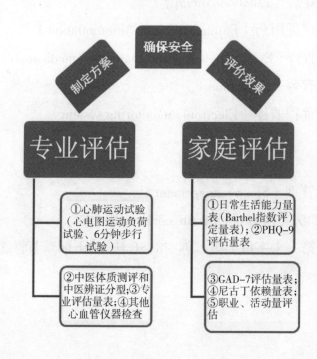

评估，以及用一些心血管仪器检查。

有一些量表较简单，在家庭可通过家属或自我评估，常用的有：①日常生活能力量表（Barthel 指数评定量表）。② PHQ-9 评估量表。③ GAD-7 评估量表。④尼古丁依赖量表。⑤职业、活动量评估。

下面将叙述评估方案，患者了解专业评估方案后可对照自我评估方案进行自我评价，为医生制定最佳康复措施提供依据。

二、专业评估方案

专业评估需要在医院由医生进行评估，评估内容如下。

1. 心肺运动试验

心肺运动试验是在跑台或踏车上进行的缓慢而渐进的按一定速度的运动，整个过程有心电图、血压及肺功能监测，还有专业的康复师及心内科医师在场指导，根据自觉症状及监测指标确定完成这一检查。

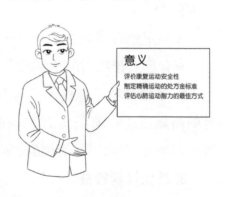

意义
评价康复运动安全性
制定精确运动的处方金标准
评估心肺运动耐力的最佳方式

● **主要指标**：最大摄氧量和峰值摄氧量、无氧阈、代谢当量、呼吸储备、氧通气当量、二氧化碳通气当量、呼吸交换率等。

● **意义**：评价心脏功能和最佳运动量。

● **注意事项**：急性心肌梗死、不稳定型心绞痛、严重的高血压（收缩压＞ 200 mmHg 及 / 或舒张压＞ 110 mmHg）、Ⅲ度心力衰竭等危重病暂不能做此试验，待稳定后再做，医生会严格把关。

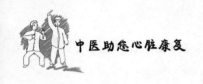

2. 心电图运动负荷试验

如无心肺运动试验设备，也可做心电图运动负荷试验。

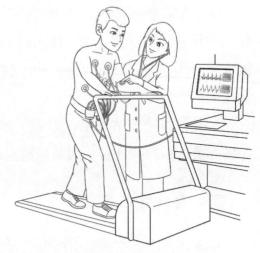

● **主要指标**：发生心绞痛和缺血时间、总运动时间、最大运动代谢当量等。

● **意义**：

★ 冠心病的辅助诊断。

★ 冠心病患者危险分层。

★ 估计冠状动脉狭窄的严重程度。

★ 测定冠心病患者心脏功能和运动耐量。

★ 合理安排患者的生活和劳动强度，为康复训练提供依据。

● **注意事项**：急性心肌梗死、未控制的不稳定型心绞痛、严重的高血压（收缩压＞200 mmHg 及 / 或舒张压＞110 mmHg）等暂不能做此试验，等待病情稳定后再做。

3. 其他仪器检查

根据病情，医生会选择做心电图、心脏彩超、动态心电图、内皮功能检测、动脉功能检查等，以便更全面地了解病情。如无运动功能监测设备，也可进行 6 分钟步行试验，粗略计算运动强度。

4. 中医体质测评和中医辨证分型

中医体质测评将人体分为 9 种体质，不同的体质，心脏康复养生方案也有所不同。中医辨证分型是中医特色，是开具中药处方和其他康复方法的依据。中医体质测评和中医辨证分型是心脏康复评估的补充，可以更全面地评估心脏的功能状况。

5. 专业评估量表

心脏康复前，医生会通过评估量表进行全面评估，包括身体成分评估、最大力量（1-RM）测试、徒手肌肉适能评定、柔韧性适能评定、平衡适能评定、日常生活活动（ADL）评估、认知功能评估、生命质量评估、精神心理状态评估、个性特征和感情、情绪特征评估、睡眠质量评估、运动康复危险分层、戒烟评估、职业评估等。

6. 6 分钟步行试验

6 分钟步行试验的意义有以下几方面。

● ＜ 150 米：为重度心功能不全。

● 150 ～ 425 米：为中度心功能不全。

● 426 ～ 550 米：为轻度心功能不全。

● ＞ 550 米：为心功能正常。

代谢当量 ＝（4.948 ＋ 0.023 × 6 分钟步行距离）/3.5

根据代谢当量数值，进行运动速度、职业、活动量评估。

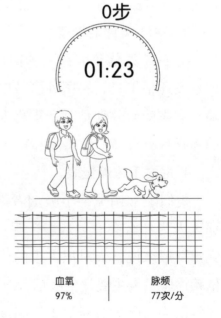

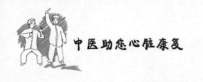

三、家庭评估

有一些量表较简单，在家庭可通过家属或自我评估，常用的有以下几种。

1. 日常生活能力量表（Barthel 指数评定量表）

主要适用于检测老年人独立生活活动能力变化，反映老年人需要护理的程度。

2. PHQ-9 评估量表

据统计，心脏病患者有近 50% 合并焦虑或抑郁状态，是造成疾病治疗效果不好、顽固不愈的原因之一。PHQ 评估量表是一个简便、有效的抑郁障碍自评量表，在抑郁症辅助诊断和症状严重程度评估方面，均具有良好的可信度和效果。

3. GAD-7 评估量表

GAD-7 评估量表是一种简便有效的广泛性焦虑障碍（GAD）识别及评估工具，在国外已被广泛应用。在临床实践中可以有效筛查焦虑障碍并评估其严重程度，对广泛性焦虑障碍及惊恐障碍的筛查具有较高的敏感度和特异度。

4. 尼古丁依赖量表

我们经常调侃某个吸烟者烟瘾很大，没有了烟就活不下去。那么人为什么会有"烟瘾"呢？到底什么情况才算是"烟瘾大"呢？一般来说，人对尼古丁的依赖性越高，烟瘾就越大。尼古丁依赖检验量表主要评估吸烟者对烟草的依赖程度。当分值＞6时，通常认为该吸烟者对尼古丁高度依赖，戒烟过程中复吸的可能性大，戒断症状会比较明显。

5.职业、活动量评估

根据心肺运动试验或其他检查的代谢当量数值评定职业、活动量，参见附表 2-5 ~ 2-8。

以上评估量表为康复方案的制定提供依据，可以家庭自测，也可由医生评定。

根据上述自我评估方法，建议按附表 2-1 至附表 2-8 进行自我评定。

四、医嘱与反馈表

建议填写下表，以便督促、按部就班进行心脏康复（表 2-1）。

表 2-1 复合评估医嘱与反馈表

实施时间		实施项目	实施结果反馈			
诊断心脏病后	☐	1.心肺运动试验	做	☐	未做	☐
介入手术后	☐	2.心电图运动负荷试验	做	☐	未做	☐
心脏外科手术后	☐	3.6分钟步行试验	做	☐	未做	☐
住院后	☐	4.中医体质测评	做	☐	未做	☐
出院后	☐	5.中医辨证分型	做	☐	未做	☐
心脏康复后 3 个月	☐	6.专业评估量表	做	☐	未做	☐
心脏康复后 6 个月	☐	7.职业评估	做	☐	未做	☐
心脏康复后 12 个月	☐	8.家庭自我评估	做	☐	未做	☐

第三节 动静结合康复运动疗法

经过第一步心脏功能评估后，医生会制定康复运动处方。

众所周知，生命在于运动，有些朋友也许会问，我患了心脏

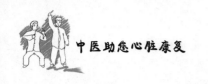

病，经历了心肌梗死甚至做了心脏外科手术，还能参加运动锻炼吗？我的心脏能承受怎样的运动量？怎样运动才适合我？康复运动处方就是为您制定的安全有效的处方。

心脏康复之路的第二个"E"，就是进行动静结合康复运动（Exercise of dynamic static integrated）。

一、方案纲要

心脏病有多种情况，如冠心病有稳定性冠心病和不稳定性冠心病，不稳定性冠心病包括不稳定型心绞痛、急性心肌梗死等。心力衰竭有稳定期和急性加重期之分。因此，康复运动应根据病情稳定与否采用不同的运动处方——即由专业医生制定个体化运动处方，包括以下几种。

运动种类：选择步行、慢跑、中医传统运动相结合的适合自身的运动形式。

运动强度：根据心肺运动试验确定最佳运动强度和靶心率。

运动时间：15 ~ 60分钟，其中达到靶心率时间应有10分钟以上。

运动频率：每周应运动3 ~ 5天，最好上下午各1次，后可增加至每天都运动。

急性心肌梗死或心脏手术后的前几天，或严重心力衰竭时，康复运动可采用运动四步法，并结合中医导引技术。

下面将叙述康复运动方案，以期患者大致了解处方的科学性，并循序渐进，持之以恒。

二、专业运动处方

心脏病患者到医院就诊及出院后，专科医生可根据心脏康复复合评估结果开具动静结合运动处方。

（一）心脏病稳定期运动处方

运动处方的内容包括运动种类、运动强度、运动时间、运动频率、运动进度及注意事项等。

1. 运动种类

有氧运动项目有步行、慢跑、走跑交替、上下楼梯、游泳、骑自行车、跑台、跳绳、打太极拳、练气功、练五禽戏、练八段锦、做广播体操等，结合个人兴趣选择。抗阻运动项目有哑铃、弹力带等。

2. 运动强度

运动强度是指单位时间内的运动量，主要由专业医师制定。常用的确定运动强度的方法有以下几种。

（1）采用国际上公认最为精确的"心肺运动试验"结果（最大摄氧量、无氧阈、代谢当量）为运动强度的标准，确定运动速度等，使心血管疾病患者的运动既有精确的数字，又有安全的保障。

（2）6分钟步行最大距离。

●根据代谢当量（METs）预测相关参考值，找出相同 MET 的活动项目。

代谢当量 METs =（4.948 + 0.023 × 6 分钟步行距离）/3.5

●或根据步行的代谢当量公式计算速度：

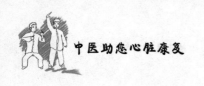
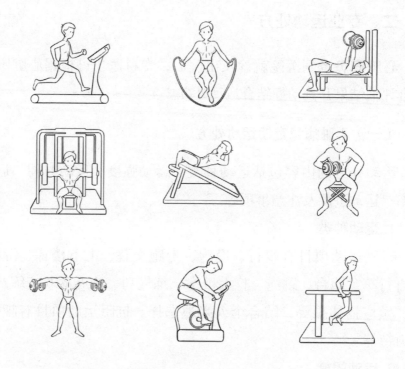

代谢当量 ×3.5 =3.5+0.1×（速度）+1.8×（速度）×（坡度百分比）

● 目标心率法：在静息心率的基础上增加 20 ~ 30 次／分钟，作为患者运动强度的参考。

3. 运动时间

美国运动医学会建议运动持续时间应在 15 ~ 60 分钟，其中达到靶心率时间应有 10 分钟以上，持续时间 20 ~ 30 分钟效果更好。

4. 运动频率

每周应运动 3 ~ 5 天，最好上下午各 1 次，后可增加至每天都运动。

5. 运动进度

经典的运动程序包括以下三个步骤。

第一步：准备活动，即热身运动。多采用低水平有氧运动，持续 5 ～ 10 分钟。

第二步：训练阶段，包含有氧运动、阻抗运动、柔韧性运动、平衡功能等各种运动方式训练。其中有氧运动是基础，抗阻运动和柔韧性运动等是补充。

第三步：放松运动，据病情轻重持续 5 ～ 10 分钟，病情越重时间宜越长。

6. 注意事项

★ 选择喜欢做的运动。

★ 至少能连续做10分钟或更长时间的运动而没有感到不舒服。

★ 做好运动三部曲：热身运动、运动训练和放松运动。

★ 运动过程中，特别是住院期间，医生会根据测评后的运动危险分层，进行不同级别、不同次数的医学监控。

★ 运动一段时间后需要进行复评，评估疗效，并根据复评结果进行运动处方的调整。

★ 运动康复期间，仍需遵医嘱服药，不可自行停药或调药。

★ 避免运动损伤。

★ 循序渐进，逐渐增量。

（二）特殊情况的运动处方

急性心肌梗死或心脏手术后的前几天，康复运动可采用运动四步法，并结合中医导引技术。住院期间，可得到专业医师面对面的

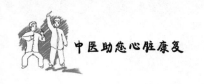
讲解和指导。从被动运动开始,逐步过渡到坐起、双脚悬挂在床边、床旁站立、床旁行走,病室内步行以及上 1 层楼梯或固定踏车训练。I 期运动康复于入院 24 小时内开始,如病情不稳定,可延迟至 3 ~ 7 天以后。

下面是急性心肌梗死 2 周康复运动流程(表 3-1)。

表 3-1　急性心肌梗死 2 周康复运动流程

	康复运动(溶栓和择期 PTCA）	康复运动（急诊 PTCA）
一阶段 第 1 天	卧床休息,被动肢体活动 5 分钟,2 次（1 ~ 2 METs）	卧床休息,穿刺部位加压包扎 6 小时被动活动关节、大肌群（1 ~ 2 METs）
第 2 天	被动肢体活动,5 分钟,2 次（1 ~ 2 METs）	床上坐起,活动肢体 10 分钟/次,2 次/天（1 ~ 2 METs）。对于股动脉穿刺者要代之以上肢运动,1 周内应避免穿刺部位关节下肢的大幅度运动
二阶段 第 3 天	上午取仰卧位,双腿分别做直腿抬高运动,抬腿高度为 30°,双臂向头侧抬高深吸气,放下慢呼气;5 组/次。下午床边静坐,10 分钟	可在床上坐 1 ~ 3 小时,可下床站立并在病房内走动 25 ~ 50 米（2 ~ 3 METs）
第 4 天	上午床上坐起,活动肢体 10 分钟。下午取床旁坐位和站立 5 分钟	允许在走廊内慢行 75 ~ 100 米（3 ~ 4 METs）
三阶段 第 5 天	上午床上坐起,活动肢体 10 分钟。下午取床旁坐位和站立 5 分钟	慢走 200 ~ 350 米,下午可上下一层楼（4 ~ 5 METs）
四阶段 第 6 天	上午在床旁站立 5 分钟。下午在床旁行走 5 分钟	步行 400 ~ 500 米,每日 2 次,可上下二层楼

续表

	康复运动（溶栓和择期 PTCA）	康复运动（急诊 PTCA）
第 7 天	在床旁行走 10 分钟 / 次，2 次 / 天	步行 400 ~ 500 米，每日 2 次，可上下二层楼（5 ~ 7 METs）
第 8 天	在病室内活动，10 分钟 / 次，2 次 / 天	功能评估、运动风险评估
第 9 天	在病室内活动，10 分钟 / 次，2 次 / 天	步行 400 ~ 500 米，每日 2 次，可上下二层楼（5 ~ 7 METs）或踏车
第 10 天	冠状动脉造影并根据情况行相关处理；桡动脉穿刺者术后即时下床站立及慢步行走	步行 400 ~ 500 米，每日 2 次，可上下二层楼（5 ~ 7 METs）
第 11 天	步行 50 ~ 200 米，2 次 / 天，上下一层楼	步行 400 ~ 500 米，每日 2 次，可上下二层楼（5 ~ 7 METs）
五阶段第 12 天	步行 500 米，2 次 / 天，可上下两三层楼	步行 400 ~ 500 米，每日 2 次，可上下 3 层楼（5 ~ 7 METs）
第 13 天	步行 500 米，每日 2 次，可上下 3 层楼（5 ~ 7 METs）	步行 500 米，每日 2 次，可上下 3 层楼（5 ~ 7 METs）
第 14 天	功能评估（分级心电运动试验、气体代谢运动试验、简易运动能力评估、代谢当量评估、生活质量评估和职业评估等）	功能评估（分级心电运动试验、气体代谢运动试验、简易运动能力评估、代谢当量评估、生活质量评估和职业评估等）

说明：本程序应个体化，根据患者对程序活动的反应决定下一步的程序安排。本程序的步行距离适用于桡动脉穿刺者，而对于股动脉穿刺者要代之以上肢运动，因 1 周内应避免穿刺部位关节（下肢）的大幅度运动。冠状动脉旁路移植术后 3 个月内不应进行中到高强度上肢力量训练，以免影响胸骨的稳定性和胸骨伤口的愈合。CIED 术后 3 个月内，植入侧上肢活动（如快速上举、负重）受到一定限制，以避免电极的移位等不良事件。

三、家庭运动疗法

（一）根据运动处方进行康复运动

根据医生设定的运动处方进行相应康复运动。

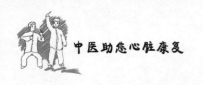
（二）中医导引技术

中医导引技术是以少林内功、易筋经、五禽戏、八段锦、太极拳、六字诀等传统功法为主要手段指导患者进行主动训练的推拿医疗技术，以指导患者进行功法训练为主，也可以在功法训练的同时进行手法治疗。

下面首先介绍八段锦。（视频请查看"河南心脏康复"微信公众号）

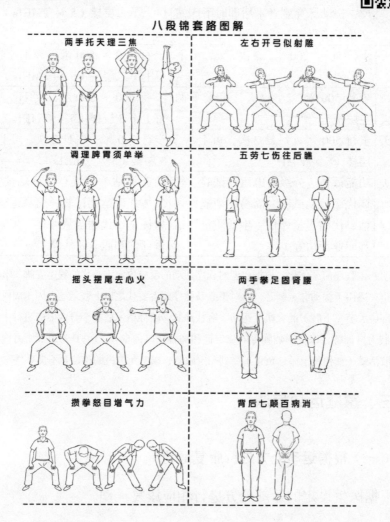

八段锦套路图解

两手托天理三焦

左右开弓似射雕

调理脾胃须单举

五劳七伤往后瞧

摇头摆尾去心火

两手攀足固肾腰

攒拳怒目增气力

背后七颠百病消

1.八段锦

八段锦共 8 节正功,其中每一个动作均重复做 6 ~ 8 次。完整练习一遍八段锦的时间应该不少于 15 分钟。

下面是具体方法。

第一节 两手托天理三焦

(1)调身

1)两足分开与肩同宽,舌抵上颚,气沉丹田,两手由小腹向前伸展,手心向下向外划弧,顺势转手向上,双手十指交叉于小腹前(图 3-1)。

2)缓缓屈肘沿任脉上托,当两臂抬至肩、肘、腕相平时,翻掌上托于头顶,双臂伸直,仰头目视手背,稍停片刻(图 3-2)。

3)松开交叉的双手,自体侧向下划弧慢慢落于小腹前,仍十指交叉,掌心向上,恢复如起式(图 3-3)。稍停片刻,再如前反复 6 ~ 8 次。

(2)调息

两手上托时采用逆腹式呼吸法。

1)动作 1 至动作 2 吸气。

2)动作 2 至动作 3 间屏息。

3)动作 3 呼气。

(3)调心

做动作 2 时想象清气从丹田沿任脉向上贯通上、中、下三焦,脑清目明。

操作提示:当两臂沿任脉上托至与肩相平时不要耸肩,手臂至头顶上方时稍用力上托,使三焦得以牵拉。

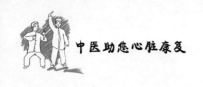

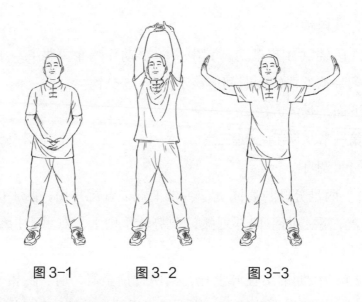

图 3-1   图 3-2   图 3-3

第二节　左右开弓似射雕

（1）调身

1）两足分开与肩同宽，左足向左横跨一步，双腿屈膝下蹲成马步站桩，两膝做内扣劲，两足做下蹬劲，臀髋呈下坐劲，如骑马背上，两手空握拳，屈肘放于两侧髋部，距髋约一拳许（图3-4）。

2）两手向前抬起平胸，左臂弯曲为弓手，向左拉至极点，开弓如满月，同时右手向右伸出为"箭手"，手指做剑诀，顺势转头向右，通过剑指凝视远方，意如弓箭伺机待发，稍停片刻（图3-5）。

3）将两腿伸直，顺势将两手向下划弧，收回于胸前，再向上向两侧划弧缓缓下落两髋外侧，同时收回左腿，还原为站式（图3-6）；再换右足向右横跨，重复如上动作，如此左右交替 6 ~ 8 次。

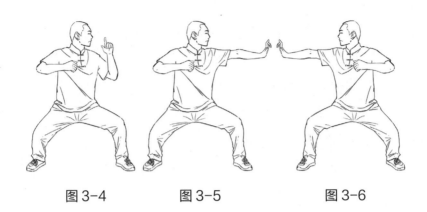

图 3-4   图 3-5   图 3-6

（2）调息

1）动作 1 至动作 2 吸气。

2）动作 2 至动作 3 间屏息。

3）动作 3 呼气。

（3）调心

做动作 2 时想象气机沿督脉上行至颠顶，转从前向下，向头转同侧的手臂运行，颈椎、胸椎和腰椎牵拉转动；头转向方的肩臂、颈部和胸肋部的肌肉、骨骼、韧带牵拉，同时对心肺进行有节律的按摩。

操作提示：两臂自体侧抬起平胸时身体易出现前后晃动和耸肩，纠正方法是两足抓地，气沉丹田，沉肩坠肘。

第三节 调理脾胃须单举

（1）调身

1）两臂下垂，掌心下按，手指向前，成下按式站桩，两手同时向前向内划弧，顺势翻掌向上，指尖相对，在小腹前如提抱式站桩（图 3-7）。

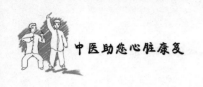
2）翻掌，掌心向下，左手自左前方缓缓上举，手心上托，指尖同右，至头上左方将臂伸直，同时右手下按，手心向下，指尖向前，上下两手做争力劲（图3-8）。

3）还原如起式（图3-7）。

4）左手自左上方缓缓下落，右手顺势向上，双手翻掌，手心向上，相接于小腹前（图3-9）。

5）还原如起式（图3-7），如此左右交换，反复做6~8次。

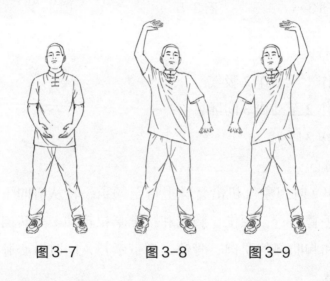

图3-7　　　　图3-8　　　　图3-9

（2）调息

1）动作1屏息。

2）动作2吸气。

3）动作3呼气。

4）动作4吸气。

5）动作5呼气。

（3）调心

做动作2、动作4时想象气机以中焦为中心，两臂上下对拔争力，贯通两侧的肝经、胆经、脾经、胃经，并使其受到牵引。

操作提示：两臂上下争力时易出现上下用力不均、躯干倾斜等现象，所以操作时尽量用力均匀，保持立身中正。

第四节　五劳七伤往后瞧

（1）调身

1）松静站立，两足分开与肩同宽，先将左手劳宫穴贴在小腹下丹田处，右手贴左手背上（图3-10）。

2）转头向左肩背后望去（图3-11）。

3）稍停片刻，同时将头转向正面（图3-10）。

4）再转头向右肩背后望去（图3-12）。

5）还原如起式（图3-10），此交替6～8次。

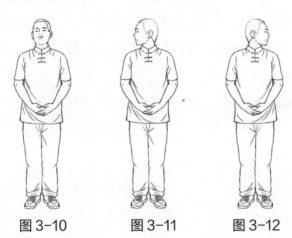

图3-10　　　　图3-11　　　　图3-12

（2）调息

1）动作1配合顺腹式呼吸，吸气使小腹充满。

2）动作2吸气。

3）动作3呼气。

4）动作4吸气。

5）动作5呼气。

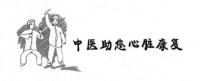

（3）调心

1）做动作2时想象内视左足心涌泉穴，以意领气至左足心。

2）做动作3时以意领气，从足心经大腿后面上升到尾闾穴，再到命门穴。

操作提示：头向左右转动时幅度要一致，与肩齐平，避免脊柱跟着转动。

第五节　摇头摆尾去心火

（1）调身

1）松静站立同前，左足向左横开一步成马步，两手反按膝上部，手指向内，臂肘做外撑劲（图3-13）。

2）意领气由下丹田至足心。

3）同时以腰为轴，将躯干摇转至左前方，头与左膝呈一垂线，臀部向右下方做撑劲，目视右足尖，右臂绷直，左臂弯曲，以助腰摆（图3-14）。

4）稍停片刻，如此左右腰摆6～8次（图3-15）。

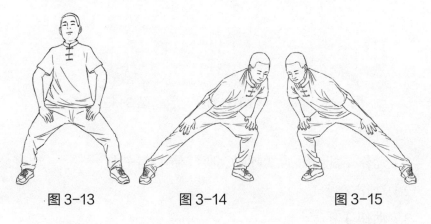

图3-13　　　　　　　图3-14　　　　　　　图3-15

（2）调息

1）动作1吸气使小腹充满。

2）动作2屏息。

3）动作3呼气。

4）动作4屏息。

（3）调心

做动作2时以意领气由下丹田至足心。

操作提示：此式操作时易出现躬腰低头太过，转身角度太过或不及。纠正方法为转动角度以头与左右足尖垂直为度，屈膝左右转动幅度一致，大约90°，腰部要伸展。

第六节　两手攀足固肾腰

（1）调身

1）松静站立同前，两腿绷直，两手叉腰，四指向后托肾俞穴（图3-16）。

2）上身后仰（图3-17）。

3）上体前俯，两手顺势沿膀胱经下至足跟，再向前攀足尖（图3-18）。

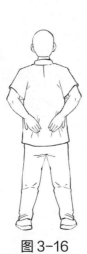
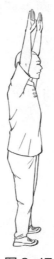
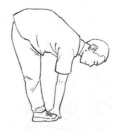

图3-16　　　　图3-17　　　　图3-18

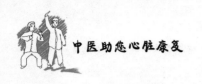

4）稍停后，缓缓直腰，手提至腰两侧叉腰，如此反复6～8次（图3-16）。

（2）调息

1）动作1至动作2吸气。

2）动作3呼气。

3）动作4屏息后吸气。

（3）调心

1）做动作3时意守涌泉穴。

2）做动作4时以意引气至腰，意守命门穴。

操作提示：操作此式时易出现身体后仰太过，弯腰屈膝现象。纠正方法为身体后仰以保持平衡稳固为度，上体前俯时两膝要伸直，向下弯腰的力度可量力而行。

第七节　攒拳怒目增气力

（1）调身

1）松静站立如前，左足横出变马步，两手提至腰间半握拳，拳心向上，两拳相距三拳左右，两手环抱如半月状（图3-19）。

2）将左拳向左前击出，顺势头稍向左转，过左拳瞪眼时目视远方，右拳同时向后拉，使左右臂争力（图3-20）。

3）稍停片刻，两拳同时收回原位，松开虎拳，向上划弧经两侧缓缓下落，收回左足还原为站式（图3-21），如此左右交替6～8次。

（2）调息

1）动作1吸气。

2）动作2呼气后屏息

3）动作2至动作3间屏息后吸气

4）动作3呼气。

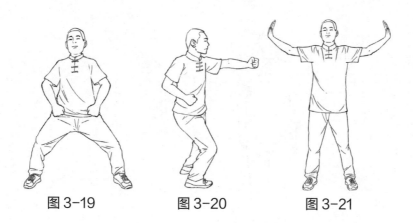

图 3-19　　　　　图 3-20　　　　　图 3-21

（3）调心

做动作 1 时意守丹田或命门穴。

操作提示：操作此式时易出现耸肩、塌腰、闭目等现象。纠正方法为松腰沉胯，沉肩坠肘，气沉丹田，脊柱正直，怒目圆睁。

第八节　背后七颠百病消

（1）调身

1）松静站立如前，膝直足开，两臂自然下垂，肘臂稍外做撑（图 3-22）。

2）平掌下按，足跟上提（图 3-23）。

3）足跟下落着地，手掌下垂（图 3-22），全身放松，如此反复 6～8 次。

（2）调息

1）动作 1 屏息。

2）动作 2 吸气。

3）动作 3 呼气。

（3）调心

1）做动作 1 时意守丹田。

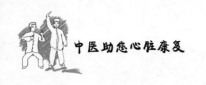
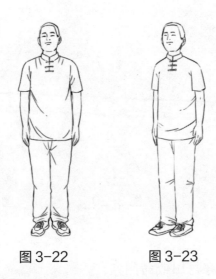

图 3-22   图 3-23

2）做动作 2 时意念头向上虚顶，气贴于背。

操作提示：足跟提起时注意保持身体平衡，十个脚趾稍分开着地。百会上顶，两手下按，使脊柱尽量得以拔伸。患有脊柱病变者足跟下落要轻，不可用力过重。

2. 坐卧式八段锦

坐卧式八段锦适用于术后早期卧床患者或体质严重衰弱、不便站立行走者的康复运动。

坐卧式八段锦（图 3-24）方法如下。

（1）宁神静坐：采用盘膝坐式，正头竖颈，两目平视，松肩虚腋，腰脊正直，两手轻握，置于小腹前的大腿根部。要求静坐 3 ～ 5 分钟。

（2）手抱昆仑：牙齿轻叩二三十下，口水增多时即咽下，谓之"吞津"。随后将两手交叉，自身体前方缓缓上起，经头顶上方将两手掌心紧贴在枕骨处，手抱枕骨向前用力，同时枕骨向后用力，使后头部肌肉产生一张一弛的运动。如此行十数次呼吸。

（3）指敲玉枕：接上式，以两手掩双耳，两手的食指相对，贴于两侧的玉枕穴上，随即将食指搭于中指的指背上，然后将食指滑下，以食指的弹力缓缓地叩击玉枕穴，使两耳有咚咚之声。如此指敲玉枕穴十数次。

（4）微摆天柱：头部略低，使头部肌肉保持相对紧张，以左右"头角"的颈，将头向左右频频转动。如此一左一右地缓缓摆

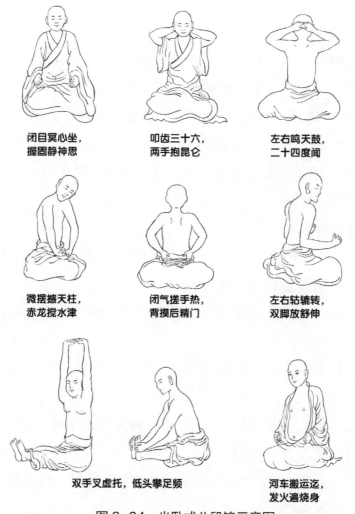

闭目冥心坐，
握固静神思

叩齿三十六，
两手抱昆仑

左右鸣天鼓，
二十四度闻

微摆撼天柱，
赤龙搅水津

闭气搓手热，
背摸后精门

左右辘轳转，
双脚放舒伸

双手叉虚托，低头攀足频

河车搬运迄，
发火遍烧身

图 3-24 坐卧式八段锦示意图

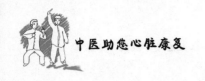

撼天柱穴 20 次左右。

（5）手摩精门：做自然深呼吸数次后，闭息片刻，随后将两手搓热，以双手掌推摩两侧肾俞穴 20 次左右。

（6）左右辘轳：接上式，两手自腰部顺势移向前方，两脚平伸，手指分开，稍做屈曲，双手自胁部向上划弧如车轮形，像摇辘轳那样自后向前做数次运动，随后再按相反的方向向前向后做数次环形运动。

（7）托按攀足：接上式，双手十指交叉，掌心向上，双手做上托劲；稍停片刻，翻转掌心朝前，双手做向前按推劲。稍做停顿，即松开交叉的双手，顺势做弯腰攀足的动作，用双手攀两足的涌泉穴，两膝关节不要弯曲。如此锻炼数次。

（8）任督运转：正身端坐，鼓漱吞津，意守丹田，以意引导内气自中丹田沿任脉下行至会阴穴接督脉沿脊柱上行，至督脉终结处再循任脉下行。

3. 卧式六字诀

"六字诀"是一种吐纳法。它是通过嘘、呵、呼、呬、吹、嘻六个字的不同发音口型，唇齿喉舌的用力不同，以牵动不动的脏腑经络气血的运行。调息每个字读六遍后，调息一次，以稍事休息，恢复自然。

（1）嘘字功养肝：发音嘘（xū）字，两手由急脉穴起，手背相对向上提，经章门、期门上升入肺经之中府、云门，向上翼两臂如鸟张，向左右展开，手心向上；同时足跟下蹬，足尖翘起，两跟随呼气之势尽力瞪圆，呼气尽吸气时，两臂划弧徐徐下落，两手重叠于丹田之上，气沉丹田，小腹逐渐隆起，两足放松，恢复原状。见图 3-25。

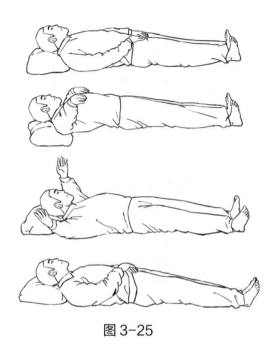

图 3-25

（2）呵字功养心：发音"呵"（hē 音平）。两手由体侧经腹前提至胸前，掌心向上，呼气念呵字，两手如捧物状由冲门穴处起。经腹胸渐向上抬，至膻中穴处两掌向内翻转至手心向下，大拇指对准腋下之极泉穴，翻掌向上托至目外眦，同时足跟下蹬，足尖翘起。呼气尽吸气时，两手翻转掌心向里，经面前、胸前、腹前徐徐下落于身侧，气沉丹田，小腹隆起，两足放松，恢复原状。见图 3-26。

（3）呼字功健脾：发音呼（hū）字。足跟下蹬，足尖上翘，两手如捧物状，由身侧经腹胸上抬至膻中穴处，左手外旋上托至头顶，右手内旋下按至冲门穴处。呼气尽吸气时，两足放松，左右手同时翻转手心向里，左手向下，右手向上，在胸前膻中穴处相交，翻掌下按，恢复原状。见图 3-27。

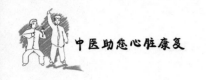

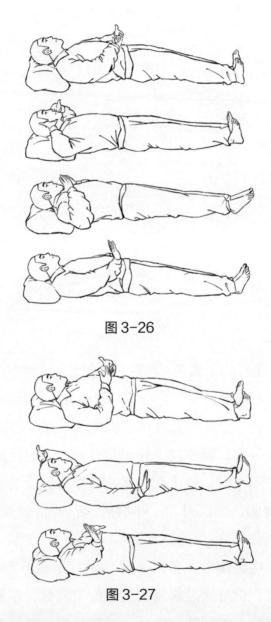

图 3-26

图 3-27

（4）呬字功润肺：发音呬（sī）字，两手如捧物状由身侧向上抬至膻中穴处，两手外旋变立掌，沉肩坠肘，念呬字，随呼气之势，两臂向左右展开，掌心向外，足跟下蹬。足尖翘起。呼气尽吸气时，两臂由体侧徐徐下落，小腹隆起，气沉丹田，两足放松，恢复原状。见图 3-28。

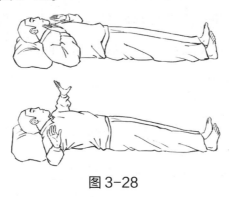

图 3-28

（5）吹字功强肾：发音吹（chuī）字，坐床上，两腿自然弯屈，两手置于风市穴处。念吹字，两臂后拉，手心向外，经长强、肾俞划弧向前经胸前俞府，两臂撑圆，俯身前屈，腿渐伸直，双手从足趾端摸涌泉穴。呼气尽吸气时，徐徐直身，脚腿放松，恢复原状 。见图 3-29。

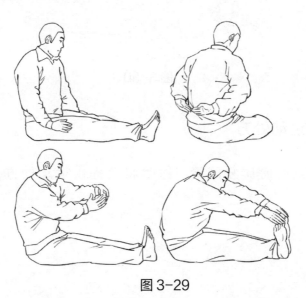

图 3-29

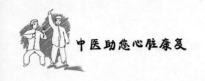

（6）嘻字功理三焦：发音嘻（xī）字，呼气念嘻字，两手如捧物状由体侧抬起，经腹至胸部膻中穴处，外旋上托至头部；同时足跟下蹬，足尖翘起。呼气尽吸气时，两手心转向面部，沿胆经之路线抚摩下落，气沉丹田，小腹隆起，两足放松，恢复原状。见图3-30。

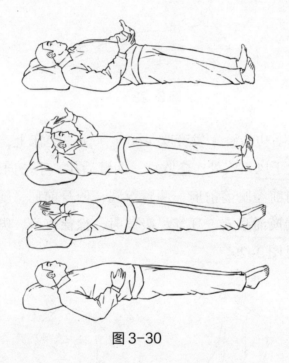

图 3-30

四、运动处方

如果到心脏康复门诊，医生将会提供运动处方，建议如表3-2。

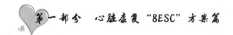

表 3-2　心脏康复中心运动处方

姓名＿＿＿＿＿＿＿＿＿＿＿＿＿　性别＿＿＿＿＿＿＿＿＿＿　年龄＿＿＿＿＿＿
诊断＿＿＿＿＿＿＿＿＿＿＿＿＿＿＿＿＿＿＿＿＿＿＿＿＿＿＿＿＿＿＿＿＿＿

处方依据	□心肺运动试验　　　□6分钟步行试验 □公式推算
运动形式	□步行　　　□慢跑　　　□走跑交替　　　□上下楼梯 □游泳　　　□自行车　　□跑台　　　　　□太极拳 □八段锦　　□体操　　　□哑铃　　　　　□弹力带。
运动强度	□速度：　　　　　　km/h □达标心率：　　　　次 / 分
运动时间	□持续时间应在　　　分钟 □达到靶心率时间　　分钟
运动频率	□每周 次 □每天 次
运动进度	□准备活动，即热身运动　　　5分钟 □训练阶段　　　　　　　　　　分钟 □放松运动，据病情轻重持续　5分钟
注意事项	★选择您喜欢的运动； ★至少能连续做10分钟或更长时间的运动而没有不舒服； ★注意运动三部曲：热身期、运动期和放松期； ★运动过程中，特别是住院期间，医生会根据测评后运动危险 　分层，进行不同级别、不同次数的医学监控； ★运动一段时间后需要进行复评，评估疗效，并根据复评结果 　进行运动处方的调整； ★运动康复期间，仍需遵医嘱服药，不可自行停药或调药； ★避免运动损伤； ★循序渐进，逐渐增量

医师＿＿＿＿＿＿＿＿＿＿＿＿

日期＿＿＿＿年＿＿＿月＿＿＿日

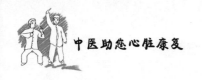

五、医嘱与反馈表

建议填写下表，以便自我鞭策，并提供给医生以调整康复运动方案（表3-3）。

表3-3　康复运动医嘱与反馈表

时间	运动形式	效　果		
第1天		未做 □	做未达标 □	达标 □
第2天		未做 □	做未达标 □	达标 □
第3天		未做 □	做未达标 □	达标 □
第4天		未做 □	做未达标 □	达标 □
第5天		未做 □	做未达标 □	达标 □
第6天		未做 □	做未达标 □	达标 □
第7天		未做 □	做未达标 □	达标 □
第8天		未做 □	做未达标 □	达标 □
第9天		未做 □	做未达标 □	达标 □
第10天		未做 □	做未达标 □	达标 □
第11天		未做 □	做未达标 □	达标 □
第12天		未做 □	做未达标 □	达标 □
第13天		未做 □	做未达标 □	达标 □
第14天		未做 □	做未达标 □	达标 □

第四节　中医外治疗法

心脏康复的第三个"E"，是中医外治疗法（External therapy）。中医外治疗法是在辨证论治的基础上，通过整体调节，在多环节发挥效能，具有疗效确切、使用安全、不良反应小等优点，适用于心脏康复Ⅰ～Ⅲ期。中医外治疗法分为整体治疗、皮肤官窍黏膜治疗、经络腧穴治疗等。

一、方案纲要

中医外治疗法分为专业疗法和家庭疗法。

专业疗法需在医院门诊或病房由专业医生进行操作，适宜外治技术有：①经穴体外反搏疗法；②熏洗疗法；③沐足疗法；④耳压疗法；⑤中药穴位贴敷疗法；⑥针刺疗法；⑦艾灸疗法；⑧推拿疗法；⑨平衡火罐疗法；⑩中药热奄包疗法。还有直流电药物离子导入、多功能艾灸仪、冠心病超声治疗仪等。

家庭疗法为可以在家庭由非医务人员或心脏病患者本人进行的疗法。主要有穴位按压法（穴位选择有百会穴、曲池穴、足三里穴、内关穴、膻中穴、神门穴）、沐足疗法、中医五音疗法。

下面将叙述中医外治方案，以期患者大致了解，并按专业指导选用适合的外治疗法。

二、专业疗法

专业疗法是在住院部或门诊由专业人员根据不同病情选择并实施。

1. 经穴体外反搏疗法

体外反搏疗法是一种无创的辅助循环疗法。从 2002 年开始，国内外把体外反搏疗法纳入冠心病、心绞痛、心力衰竭治疗指南。经穴体外反搏疗法是以中医经络理论为指导，将中药颗粒（或替

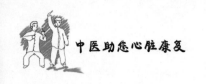

代品）置于丰隆、足三里等穴位，借助体外反搏袖套气囊，通过心电反馈，对穴位进行有效刺激和机械舒缩，以达到疏通气血、化瘀通络目的的一种内病外治疗法。

2. 熏洗疗法

熏洗疗法是以中医基本理论为指导，将药物煎煮后，先用蒸汽熏蒸，再将药液在全身或局部进行敷洗的治疗方法。该疗法借助于热力与药力，达到疏通腠理、散风除湿、透达筋骨、活血理气的作用。

熏洗疗法可用于冠心病、心律失常、慢性心力衰竭、高血压病等多种心脏疾病患者，根据患者体质，辨证组方治疗，并选择不同的透皮促进剂。

3. 沐足疗法

沐足疗法是根据中医辨证论治理论，将药物煎煮成液或制成浸液后，通过浸泡双足、按摩足部穴位等方法刺激神经末梢，改善血液循环，达到防病治病、强身健体作用的治疗方法。可用于冠心病、心律失常、心力衰竭、高血压病等多种心脏疾病患者，根据患者体质及合并病、兼夹症状（如失眠、肢体疼痛麻木）等，辨证组方治疗。忌空腹及餐后立即沐足。

4. 耳压疗法

耳压疗法是将药籽贴敷于耳穴上，给予适度的揉、按、捏、压，使其产生酸、麻、胀、痛等刺激效应，以达到治疗保健作用。耳穴疗法操作简单易行，较安全，一般无不良反应和绝对禁忌证。耳部分布有面神经、耳颞神经、耳大神经、枕大神经等，刺激不同的耳穴，其相关的神经核调节中枢神经系统，对交感神经、副交感神经进行调节，对心绞痛、负性情绪、失眠等有一定改善作用。

5. 中药穴位贴敷疗法

中药穴位贴敷疗法是将中药或中药提取物与适当基质和（或）透皮吸收促进剂混合后，制成敷贴剂，贴敷于人体腧穴上，利用其药物对穴位的刺激作用和中药的药理作用治疗疾病的无创穴位刺激疗法。

穴位贴敷能明显减少心绞痛发作次数，减轻疼痛程度，缩短心绞痛持续时间，减少硝酸甘油用量，改善患者的临床症状，且疗效确切、安全无不良反应，可用于冠心病、心律失常、心力衰竭、高血压病等多种心脏疾病患者；也可根据患者体质及合并病、兼夹症状，辨证选药组方治疗。同一穴位敷贴时间为 2 ~ 6 小时，每日或隔日 1 次。敷贴过程中注意观察病情变化，询问患者有无不适，敷药后若出现红疹、瘙痒、水疱等现象应暂停使用。对药物或敷料成分过敏者或贴敷部位有创伤、溃疡者禁用。

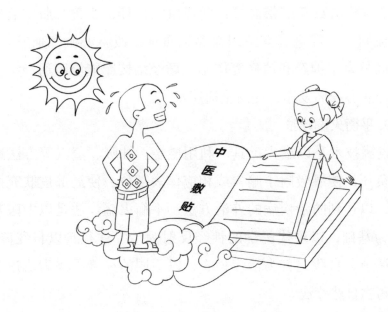

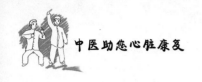

6. 针刺疗法

针刺疗法是一种利用针刺进行治疗的方法。针刺可改善心肌缺血，在基因、转录、蛋白、代谢等多个水平发挥作用。归纳现代针灸文献中治疗冠心病所使用的腧穴，常用穴位有内关、心俞、膻中、膈俞、足三里、厥阴俞、肾俞、脾俞、太冲、三阴交、太溪、丰隆、关元、巨阙、气海等。

7. 艾灸疗法

艾灸疗法包括直接灸、间接灸、艾条灸、温和灸、雀啄灸、回旋灸、温针灸及灸器灸等。艾灸具有清除自由基，提高免疫功能，调整脂质代谢，改善血液流变性质，调节内分泌等作用，常用于气虚、阳虚、痰湿、血瘀证型的心脏病患者。糖尿病或其他疾病等引起的感觉功能减退、皮肤愈合能力差者忌用。

8. 推拿疗法

推拿疗法具有扩张血管，增强血液循环，改善心肌供氧，降低血流阻力，促进病变组织血管网重建，改善心脏和血管功能，并有调整自主神经和镇痛等作用。循经络按摩能够疏通经络，减少冠心病心绞痛发作，提高生活质量。

9. 平衡火罐疗法

拔罐技术是以罐为工具，利用燃烧、抽吸、蒸汽等方法造成罐内负压，使罐吸附于腧穴或相应体表部位，使局部皮肤充血或瘀血，以达到防治疾病的外治方法。平衡火罐疗法是以中医基本理论为基础，以现代医学的神经反射为治疗途径，以自我修复、自我调节、自我完善为治疗核心，以不同的火罐手法为治疗手段的非药物自然疗法。

10. 中药热奄包疗法

中药热奄包疗法是将加热好的中药药包置于身体的患病部位或身体的某一特定位置（如穴位上），通过热奄包的热蒸汽使局部的毛细血管扩张、血液循环加速，达到温经通络、调和气血、祛湿驱寒的一种外治方法。可用于冠心病、动脉硬化等患者，具有一定疗效。

11. 其他疗法

（1）直流电药物离子导入是指使用直流电将药物离子通过皮肤、黏膜导入体内进行治疗的方法，称为直流电药物导入疗法。可用于冠心病、心律失常、心力衰竭、高血压病等多种心脏疾病患者，也可根据患者体质及合并病、兼夹症状，辨证选穴治疗。

（2）多功能艾灸仪是根据传统的壮灸原理，采用现代的计算机电子技术、磁疗方法，在保持传统艾灸所需要艾绒的基础上，消除了艾灸燃烧冒烟、污染环境、操作不便、效率低等弊端。通过电子加热和磁疗作用，充分利用艾的有机成分，可同时对多个穴位施灸。

冠心病超声治疗仪是运用超声波原理，由电能通过高科技数字信号处理，转换成超声波治疗冠心病的方法。

三、家庭疗法

家庭疗法方法简单，安全可靠，可以在家庭由非医务人员或心脏病患者本人进行。

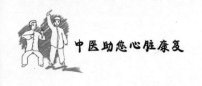
1. 穴位按压法

（1）方法

●**拇指揉法**：以拇指罗纹面着力按压在施术部位，带动皮下组织做环形运动的手法。以拇指罗纹面置于施术部位上，余四指置于其相对或合适的位置以助力，腕关节微屈或伸直，拇指主动做环形运动，带动皮肤和皮下组织，每分钟操作 120 ~ 160 次。

●**中指揉法**：以中指罗纹面着力按压在施术部位，带动皮下组织做环形运动的手法。中指指间关节伸直，掌指关节微屈，以中指罗纹面着力于施术部位上，前臂做主动运动，通过腕关节使中指罗纹面在施术部位上做轻柔灵活的小幅度环形运动，带动皮肤和皮下组织，每分钟操作 120 ~ 160 次。为加强揉动的力量，可以食指罗纹面搭于中指远侧指间关节背侧进行操作，也可用无名指罗纹面搭于中指远侧指尖关节背侧进行操作。

（2）穴位选择

●**百会穴**：百会穴位于前发髻正中直上 5 寸或两耳间连线的中点处，这里是骨缝的交界处，比周围的地方要凹一点。

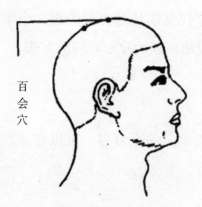

百会穴

●**曲池穴**：当人的上臂弯成 90° 的时候，手肘的内侧有一道横纹，肘外侧的横纹中点就是曲池穴。

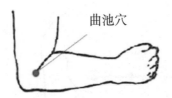

曲池穴

●**足三里穴**：足三里穴位于外膝眼下四横指、胫骨边缘。

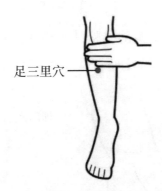

足三里穴

●**内关穴**：内关穴位置在手掌面关节横纹的中央，往上约三指宽的中央凹陷处。

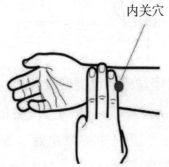

内关穴

●**膻中穴**：膻中穴位于胸部，当前正中线上，平第4肋间，两乳头连线的中点。

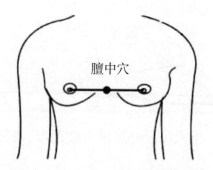

膻中穴

●**神门穴**：神门穴位于腕部，腕掌侧横纹尺侧端，尺侧腕屈肌腱的桡侧凹陷处（即手腕横纹处，从小指延伸下来，到手掌根部末端的凹陷处）。

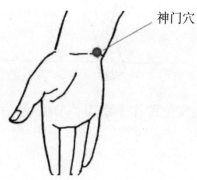

神门穴

2. 沐足疗法

（1）器具：沐足治疗盆或其他类似设备。

方法：应用电动足浴盆，加入中药方配置的药液，调节适宜温度，以35～45℃为宜。浸泡并按摩足趾、足心和足部常用穴位，或电动按摩足部反射区，每日1次，每次30分钟。

（2）推荐中药配方：桂枝10 g，鸡血藤20 g，凤仙草30 g，食盐20 g，常用于冠心病、心力衰竭。夏枯草30 g，钩藤20 g，桑叶15 g，菊花20 g，常用于高血压病。

（3）临床应用：用于冠心病、心律失常、心力衰竭、高血压病等多种心脏疾病患者的辅助治疗。忌空腹及餐后立即沐足。

3. 中医五音疗法

（1）养心音乐：心脏出问题，常出现失眠、心慌、胸闷等情况，从而导致胸痛、烦躁等表征。养心气最需要的是平和，所以推荐的最佳曲目为《紫竹调》《步步高》《狂欢》《解放军进行曲》《卡门序曲》等。

（2）养肝音乐：如《胡笳十八拍》《春之声圆舞曲》《蓝色多瑙河》《江南丝竹乐》《春风得意》《江南好》等。

（3）养脾音乐：如《十面埋伏》《春江花月夜》《月儿高》《月光奏鸣曲》等。

（4）养肺音乐：如《阳春白雪》《第三交响曲》《嘎达梅林》《悲怆》等。

（5）养肾音乐：如《梅花三弄》《梁祝》《二泉映月》《汉宫秋月》等。

具体应用时应该在全面分析病情的基础上，针对病症发生的脏腑、经络结合阴阳五行之间的相生相克关系，选择相应的音乐对患者进行治疗。对于失眠、神经衰弱，可选择一些亲切、温存，曲调低吟、节奏徐缓、慢而平稳的音乐，如《平沙落雁》《烛影摇红》。对于原发性高血压、冠心病等引起的心悸、头晕，可选择情调悠然、节奏徐缓的古典音乐与轻音乐，如《春江花夜月》《平湖秋月》。对于抑郁症可选用格调欢乐、兴奋、舒畅、节奏明快活泼的曲目，如《喜洋洋》《步步高》等。对于消化不良、胃肠功能紊乱者，可选用节奏平缓舒心、悦耳之曲，以促进食欲，调节胃肠功能，如《花好月圆》《北国之春》等。

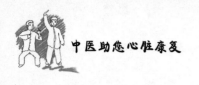

四、 外治处方

如果到心脏康复门诊，医生将会提供外治处方，建议如表4-1。

表4-1 心脏康复中心外治处方

姓名＿＿＿＿＿＿＿＿＿＿＿＿ 性别＿＿＿＿＿＿＿＿ 年龄＿＿＿＿＿＿

诊断＿＿＿＿＿＿＿＿＿＿＿＿＿＿＿＿＿＿＿＿＿＿＿＿＿＿＿＿＿

	疗法	疗程	备注
专业疗法	□经穴体外反搏疗法 □熏洗疗法 □耳压疗法 □中药穴位贴敷疗法 □针刺疗法 □艾灸疗法 □推拿疗法 □平衡火罐疗法 □中药热奄包疗法		
家庭疗法	1.穴位按压法 曲池穴 膻中穴 内关穴 足三里穴 2.沐足疗法		

医师＿＿＿＿＿＿＿＿＿＿＿

日期＿＿＿年＿＿月＿＿日

五、医嘱与反馈表

建议填写表4-2,以便自我鞭策,并提供给医生以调整康复运动方案。

表4-2 外治医嘱与反馈表

时间	中医外治法		效 果	
	专业疗法□	家庭疗法□	有效□	无效□
	专业疗法□	家庭疗法□	有效□	无效□
	专业疗法□	家庭疗法□	有效□	无效□
	专业疗法□	家庭疗法□	有效□	无效□
	专业疗法□	家庭疗法□	有效□	无效□
	专业疗法□	家庭疗法□	有效□	无效□
	专业疗法□	家庭疗法□	有效□	无效□

第五节 情志疗法

情志疗法(Emotions therapy)是心脏康复不可缺少的。俗话说:"三分药物,七分精神。"可见精神治疗的重要性,许多心脏病患者都有一定的精神压力,中医认为"百病皆生于气",所以情志疗法非常重要。下面我们进行第四个"E"。

一、方案纲要

目前针对心脏病患者的心理干预较为常用的方法包括行为疗法、认知疗法和放松训练等。中医特色情志疗法有中医情志制约法(五脏情志制约法、阴阳情志制约法)、中医外治疗法、药物疗法

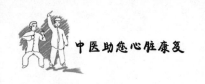

等。在医院，医生会根据病情和量表评分，选择个体化的情志疗法。

家庭疗法有：①理喻法；②疏泄释放法；③改变认知法；④意识控制法；⑤精神转移法；⑥精神升华法；⑦动静结合运动疗法；⑧穴位按摩疗法。

二、专业疗法

目前，针对心脏病患者的心理调节方法有：①说理疏导法；②暗示疗法；③认知疗法；④松弛疗法；⑤音乐疗法；⑥疏泄疗法；⑦移情疗法；⑧系统脱敏法；⑨爆破疗法；⑩厌恶疗法。其他还有行为矫正法、行为塑造法、生物反馈疗法、气功疗法、药物疗法等。心血管医生会根据精神心理状态，通过一对一的方式或小组方式对患者进行心理干预。

（一）中医特色情志疗法

1.中医情志制约法

中医情志制约法可分为"五脏情志制约法"和"阴阳情志制约法"。

（1）五脏情志制约法

情志分属五脏，而五脏情志之间又用五行制胜的原理相互制约。

常用的有怒疗、思疗、恐疗、喜疗、悲疗。

●怒疗适用于长期思虑不解、气结成疾或情绪异常低沉的病症。

●恐疗又叫惊恐疗法，适用于神情兴奋、狂躁的病症。

●笑疗对于由于神伤而表现为抑郁、低沉的种种病症皆可使用。由恐惧引起的疾病可用思疗解除其恐惧紧张的心理状态，从而使疾病消除，恢复健康。

●悲疗适用于患者自觉以痛哭为快的病症。

（2）阴阳情志制约法

阴阳情志制约法根据情志活动两极性的原理进行，根据其特点，按阴阳属性大致分为肯定和否定、积极和消极等相互对立的两类，如怒与恐、喜与悲、惊与思、怒与思、喜与怒等，通过对立调节控制，使因七情太过而致失调的气机复归于平和。

2. 中医外治疗法

中医外治疗法有针灸、推拿、气功、中医导引法等。针灸以解郁安神为治则，选内关、膻中、心俞、百会、神门、三阴交为主穴，进行针灸推拿疗法，也可选择神门、交感、心、内分泌等耳穴治疗。

3. 药物疗法

通过合理应用抗焦虑及抗抑郁药物干预治疗，可以使冠心病患者抑郁、焦虑症状以及胸痛、心力衰竭、心律失常等心血管疾病症状均明显好转，心血管事件的再发率明显降低。常用氟西汀、帕罗西汀、舍曲林、西酞普兰、氟哌噻吨美利曲辛、文拉法辛、度洛西汀、米氮平等；也可辨证使用中药治疗。

总之，医生会根据病情和量表评分，选择个体化的情志疗法。

三、家庭疗法

1. 理喻法

理喻法即用理智战胜情绪上的困扰。在评价自己时，既要看到自己的优势，也要看到自己的不足；期望值不要定得太高，要正

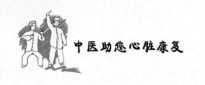
视现实。理想与现实之间的距离不要拉得太大，调整一下自己的目标，就能从困境中得到解脱。

2. 疏泄释放法

疏泄释放法是把不平的、委屈的、义愤的事情，坦诚地说出来，以求得到亲朋好友的劝慰和帮助。这样可以使不快减轻。此外，也可以在能理解、体谅自己的人面前，痛哭一场或大叫一顿，将内心的悲哀与愤怒倾泻出来。总之，不要把恶劣情绪憋在心底。

3. 改变认知法

改变认知法是改变错误的认知方法，不要把问题看得太复杂，太悲观。遇到困难挫折时，学会用两分法看问题或换位思考问题，也要学会上下左右看问题，以减少自己的固执思维。此外，加强自身修养，培养广泛的兴趣和爱好，同时向他人学习处理各种应激事件的方法，克服自我的暗示性或他人的感染性，增强对困难和挫折的应对能力。

4. 意识控制法

意识控制法即以自己的道德修养和意志抵御负性情绪的产生。如面临不幸时，不逃避，不埋怨，锻炼耐受性，树立信心，面对现实，用顺其自然的生活态度看待问题，坚信前景是美好的。

5. 精神转移法

负性情绪可以在人的大脑中形成一个强烈的兴奋灶，此时可以用新的刺激在大脑皮层建立另一个兴奋灶，以削弱或抑制原有的兴奋灶。如心境不佳时，进行适量的体育锻炼，听些愉快的音乐，释放紧张的情绪，使身心舒畅、精神焕发。

6. 精神升华法

精神升华法是把负性情绪转变到有自我价值的行动中来，积极投入到学习、工作和生活中去，勤奋学习，努力工作，即化悲痛为力量、化愤怒为动力的方法。

7. 动静结合运动疗法

根据前述运动处方进行康复运动。

8. 穴位按摩疗法

选择内关、神门等穴位，每次 10 分钟，每日 2 次。

四、情志处方

如果到心脏康复门诊，医生将会提供情志处方，见表 5-1。

表 5-1　心脏康复中心情志处方

姓名＿＿＿＿＿＿＿＿＿＿＿＿　性别＿＿＿＿＿＿＿＿＿＿　年龄＿＿＿＿＿
诊断＿＿＿＿＿＿＿＿＿＿＿＿　PHQ 评分＿＿＿＿＿＿＿　GAD 评分 ＿＿＿＿

疗法	时间	备注
□五脏情志制约法 　　□怒疗□思疗□恐疗 　　□喜疗□悲疗 □阴阳情志制约法 □药物疗法 □理喻法 □疏泄释放法 □改变认知法 □意识控制法 □精神转移法 □精神升华法 □动静结合运动疗法 □穴位按摩疗法		

医师＿＿＿＿＿＿＿＿＿＿
日期＿＿＿＿年＿＿＿月＿＿＿日

五、医嘱与反馈表

建议填写下表，以便医生调整最佳方案（表 5-2）。

表 5-2 情志疗法医嘱与反馈表

时间	情志疗法	效果	
		有效□	无效□
		有效□	无效□
		有效□	无效□
		有效□	无效□
		有效□	无效□

第六节　辨证循证用药

药物治疗是心脏康复的重要组成部分。中药来源于大自然，来源于天然的植物、动物、矿物，用药形式多样，在民间有深厚的根基。根据心脏康复长期性、阶段性、综合性、个体化、家庭化的特点，充分发挥中药优势，有助于心脏康复疗效的提高。下面我们将介绍第五个"E"，即辨证循证用药（Evidence-based and dialectical medication）。心脏康复药物治疗应根据心血管指南和中医辨证，中药与西药、药物与非药物有机结合，实现药物治疗的最优化。

一、方案纲要

心脏康复药物治疗有减轻症状、改善缺血的药物（β 受体阻滞剂、硝酸酯类、钙拮抗剂等）、改善预后的药物（抗血小板制剂、调脂药物、β受体阻滞剂、血管紧张素转换酶抑制剂、血管紧张素受体拮抗剂）。

治疗慢性心力衰竭药物主要包括血管紧张素转换酶抑制剂、血管紧张素受体拮抗剂、β受体阻滞剂、利尿剂、醛固酮受体拮抗剂、地高辛。

一线降压药物包括 A（ACEI/ARB 类药物）、B（β 受体阻滞剂）、C（钙拮抗剂 CCB）、D（利尿剂）。

中医治疗主要是应用中草药和中成药辨证治疗。

家庭疗法有药茶疗法，可用山楂益母茶、菊花山楂茶、三七花茶、决明子山楂茶、三宝降压茶等治疗。

心脏病患者应严格按照专业医师开具的药方按时按量服药。

二、专业处方

1.中药辨证处方

心脏康复中药处方多选择安全有效、服用方便、兼顾色味的药物，以适应长期性、个体化、家庭化的需要。适合的中药剂型有汤剂、配方颗粒、中药皮肤黏膜用药（外用膏药及一些洗剂、擦剂、气体制剂等）、茶疗、膏方、药膳方等。

（1）心气亏虚，血脉瘀滞

方药：保元汤合丹参饮加减［人参 10 g，黄芪 30 g，肉桂 2 g（冲服），丹参 10 g，砂仁 10 g，檀香 6 g，白术 15 g，茯苓 15 g，川芎 12 g，当归 12 g，延胡索 12 g，郁金 10 g，甘草 6 g］。失眠多梦者，加炒酸枣仁 15 g、炒远志 10 g、合欢皮 20 g；闷痛明显，

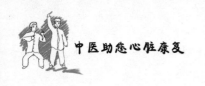

胸痛彻背者，加瓜蒌薤白桂枝汤温通胸阳；头晕耳鸣者，加菊花 10g、桑叶 10g、夏枯草 15g；兼痰浊者，加陈皮 10g、半夏 9g。

（2）气阴两虚，心血瘀阻

方药：生脉饮合桃红四物汤加减 [人参 10g，麦冬 10g，五味子 10g，桃仁 10g，红花 10g，当归 10g，生地黄 15g，川芎 10g，赤芍 10g，黄芪 30g，丹参 12g，牡丹皮 10g，甘草 6g]。口干欲饮，阴虚明显者，可加葛根 15g、天花粉 15g；舌苔黄腻，大便秘结，痰热较盛者，可加大黄 6g、枳实 10g；头晕耳鸣，头痛头胀，肝阳上亢者，可加菊花 10g、珍珠母 20g；失眠多梦，心烦急躁，心神不宁者，加炒酸枣仁 15g、合欢皮 20g、夜交藤 30g、生龙骨 15g、生牡蛎 15g。

（3）肝气郁结，心血瘀阻

方药：柴胡疏肝散合血府逐瘀汤加减 [柴胡 10g，枳壳 10g，赤芍 15g，白芍 15g，香附子 12g，川芎 10g，桃仁 12g，红花 12g，当归 12g，川牛膝 12g，桔梗 6g，甘草 6g，郁金 10g，茯苓 15g，三七粉（冲服）3g]。嗳气频频，腹胀呃逆者，加刀豆子 15g、竹茹 15g、炒麦芽 30g；胁痛明显者，加川楝子 9g、延胡索 12g；食欲不振，纳差者，加焦三仙各 15g、陈皮 10g、鸡内金 10g；兼痰浊者，加陈皮 10g、半夏 9g。

（4）痰浊壅盛，心脉痹阻

方药：温胆汤合丹参饮加减 [半夏 9g，陈皮 10g，枳实 10g，竹茹 10g，茯苓 15g，檀香 10g，砂仁 10g，丹参 10g，川厚朴 10g，苍术 10g，三七粉 3g，甘草 6g]。咳嗽痰多，胸闷气短者，加炒杏仁 9g、紫菀 10g、款冬花 10g；腹胀便溏纳差者，加炒白术 10g、炒山药 30g、焦三仙各 15g；舌苔黄，心烦，内有热者，加黄连，即黄连温胆汤；乏力，气短，脉沉细，舌质淡者，加黄芪30 g、党参12 g、生山药30 g。

（5）胸阳不振，痰瘀互结

方药：瓜蒌薤白桂枝汤合桃红四物汤加减［全瓜蒌10 g，薤白10 g，桂枝10 g，桃仁10 g，红花10 g，川芎10 g，当归10 g，半夏9 g，枳实10 g，郁金12 g，延胡索12 g，丹参10 g，三七（冲服）3 g］。胸痛明显，且多在夜间发作，手足欠温者，加干姜10 g；舌苔厚腻，有痰者，加石菖蒲10 g、炒远志10 g、陈皮10 g；出汗较多，口干者，可合用黄芪、生脉饮等。

2. 西药用药指南

（1）减轻症状、改善缺血的药物

★ β受体阻滞剂：用药后要求静息心率降至55～60次/分钟，严重心绞痛患者如无心动过缓症状，可降至50次/分钟。只要无禁忌证，β受体阻滞剂应作为稳定性冠心病的初始治疗药物。目前更倾向选择性β₁受体阻滞剂，如琥珀酸美托洛尔、比索洛尔（表6-1）。

表6-1 常用β受体阻滞剂

药品名称	常用剂量	服药方法
普奈洛尔	10～20 mg	每日2～3次口服
美托洛尔	25～100 mg	每日2次口服
美托洛尔缓释片	50～200 mg	每日1次口服
阿替洛尔	25～50 mg	每日2次口服
比索洛尔	5～10 mg	每日1次口服
阿罗洛尔	5～10 mg	每日2次口服

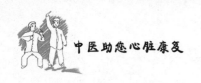

★ **硝酸酯类**：治疗慢性稳定性冠心病基础用药。舌下含服或喷雾用硝酸甘油仅作为心绞痛急性发作时缓解症状用药，也可在运动前数分钟预防使用。具体见表 6-2。

表 6-2 常用硝酸酯类药物

药物名称	使用方法 / 剂型	剂量	用法
硝酸甘油	舌下含服	0.5 ~ 0.6 mg	一般连用不超过 3 次，每次相隔 5 分钟
	喷雾剂	0.4 mg	15 分钟内不超过 1.2 mg
	皮肤贴片	5 mg	每日 1 次，注意要定时揭去
二硝酸异山梨酯	缓释片或胶囊	20 ~ 40 mg	每日 3 ~ 4 次口服
	普通片	20 mg	每日 1 ~ 2 次口服
单硝酸异山梨酯	缓释片或胶囊	40 ~ 60 mg	每日 2 次口服
			每日 1 次口服

★ **钙拮抗剂**：二氢吡啶类药物对血管的选择性更佳（包括氨氯地平、硝苯地平、非洛地平）。用于冠心病心绞痛、高血压的联合用药。具体见表 6-3。

表 6-3 临床常用钙拮抗剂

药品名称	常用剂量	服用方法
硝苯地平控释片	30 ~ 60 mg	每日 1 次口服
氨氯地平	5 ~ 10 mg	每日 1 次口服
非洛地平	5 ~ 10 mg	每日 1 次口服
尼卡地平	40 mg	每日 2 次口服
贝尼地平	2 ~ 8 mg	每日 1 次口服
地尔硫䓬普通片	30 ~ 90 mg	每日 3 次口服
地尔硫䓬缓释片或胶囊	90 ~ 180 mg	每日 1 次口服
维拉帕米普通片	40 ~ 80 mg	每日 3 次口服
维拉帕米缓释片	120 ~ 240 mg	每日 1 次口服

★其他治疗药物

曲美他嗪（trimetazidine），常用剂量为 60 mg/ 天，分 3 次口服。

尼可地尔，常用剂量为 5 mg，每日 3 次。症状改善不明显者，每次可增至 10~20 mg，每天 3 次，一般每天不宜超过 60 mg。

此外还有雷诺嗪、伊伐布雷定等。

（2）改善预后的药物

★抗血小板制剂：所有冠心病患者均应长期服用阿司匹林 100 mg/ 天。若不能耐受，可用氯吡格雷 75 mg/ 天代替。不稳定性冠心病或接受冠状动脉支架置入术治疗的患者，需在阿司匹林 100 mg/ 天基础上联合应用一种 P2Y12 受体拮抗剂（替格瑞洛 90 mg，每日 2 次，氯吡格雷 75 mg/ 天），并至少维持 12 个月，也可联合口服普拉格雷 10 mg/ 天，疗程至少 12 个月。

★调脂药物：目标值为低密度脂蛋白< 1.8 mmol/L。如果低密度脂蛋白基线值较高，可考虑至少降低 50% 作为替代目标。具体见表 6-4。

表 6-4　临床常用他汀类药物

药品名称	常用剂量	服用方法
洛伐他汀	25 ～ 40 mg	晚上 1 次口服
辛伐他汀	20 ～ 40 mg	晚上 1 次口服
阿托伐他汀	10 ～ 20 mg	每日 1 次口服
普伐他汀	20 ～ 40 mg	晚上 1 次口服
氟伐他汀	40 ～ 80 mg	晚上 1 次口服
瑞舒伐他汀	5 ～ 10 mg	晚上 1 次口服
血脂康	600 mg	每日 2 次口服

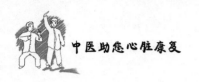
★ β 受体阻滞剂：同上。

★ 血管紧张素转换酶抑制剂（ACEI）和血管紧张素受体拮抗剂（ARB）：在稳定型心绞痛患者中，合并糖尿病、心力衰竭或左心室收缩功能不全的高危患者应该使用 ACEI，不能耐受者可使用 ARB 类药物代替。

临床常用的 ACEI 见表 6-5，ARB 见表 6-6。

表 6-5　临床常用的 ACEI

药品名称	常用剂量	服用方法
卡托普利	12.5 ~ 50 mg	每日 3 次口服
依那普利	5 ~ 10 mg	每日 2 次口服
培哚普利	4 ~ 8 mg	每日 1 次口服
雷米普利	5 ~ 10 mg	每日 1 次口服
贝那普利	10 ~ 20 mg	每日 1 次口服
西拉普利	2.5 ~ 5 mg	每日 1 次口服
赖诺普利	10 ~ 20 mg	每日 1 次口服
福辛普利	l0 ~ 20 mg	每日 1 次口服

表 6-6　临床常用的 ARB

药品名称	起始剂量	推荐剂量
坎地沙坦	4 ~ 8 mg/ 天	32 mg/ 天
缬沙坦	20 ~ 40 mg/ 天	160 mg，bid
氯沙坦	25 ~ 50 mg/ 天	50 ~ 100 mg/ 天
厄贝沙坦	150 mg/ 天	300 mg/ 天
替米沙坦	40 mg/ 天	80 mg/ 天
奥美沙坦	10 ~ 20 mg/ 天	20 ~ 40 mg/ 天

（3）治疗慢性心力衰竭的药物：主要包括血管紧张素转换酶抑制剂 ACEI/ 血管紧张素受体拮抗剂 ARB 类、β 受体阻滞剂、利尿剂、醛固酮受体拮抗剂、地高辛。

★ ACEI/ARB 类药物：ACEI 类药物是治疗心力衰竭的首选药物和基石，若无禁忌证，所有心力衰竭患者必须且终生使用。如 ACEI 类药物患者不能耐受可使用 ARB 类药物代替。建议早期用药，从小剂量开始，逐渐递增至目标剂量，强调长期应用。

★ β 受体阻滞剂：NYHA 心功能 Ⅱ ~ Ⅲ 级的心力衰竭患者建议长期使用，除非有禁忌证或不能耐受，NYHA 心功能 Ⅳ 级者在严密监护和专科医生指导下也可应用。建议从小剂量开始，逐渐递至目标剂量，强调长期应用。

★利尿剂：有液体潴留证据的所有心力衰竭患者均应使用。建议从小剂量开始，逐渐增加剂量，病情控制后，即以最小有效剂量长期维持，并根据液体潴留情况随时调整剂量。每日体重的变化是最可靠的监测利尿剂效果和调整利尿剂剂量的指标。

★醛固酮受体拮抗剂：适用于 NYHA 心功能 Ⅱ ~ Ⅳ 级的心力衰竭患者，已使用 ACEI/ARB 和 β 受体阻滞剂治疗仍有持续症状者也应使用。

★地高辛：适用于已应用以上 5 类药物仍持续有症状的心力衰竭患者，伴快速心室率的房颤患者尤为合适，已应用者不宜轻易停用。采用维持量疗法 0.125 ~ 0.25 mg/ 天，老年或肾功能受损者剂量减半。

★**伊伐布雷定**：在使用了 ACEI（或 ARB）、β 受体阻滞剂、MRA，且已达到推荐剂量或最大耐受剂量，心率仍然 ≥ 70 次 / 分钟，并持续有症状（NYHA Ⅱ – Ⅳ级），可加用伊伐布雷定。不能耐受 β 受体阻滞剂、心率 ≥ 70 次 / 分钟的有症状患者，也可代之使用伊伐布雷定。起始剂量为 2.5 mg，2 次 / 天，根据心率调整用量，最大剂量为 7.5 mg，2 次 / 天，患者静息心率宜控制在 60 次 / 分钟左右。

★**血管扩张剂**：硝酸酯类常被合用以缓解心绞痛或呼吸困难的症状。

★**能量代谢**：曲美他嗪可提高心力衰竭患者的射血分数，甚至降低心血管死亡率或全因死亡率，左卡尼汀和辅酶 Q10 也存在类似情况。

★**沙库巴曲缬沙坦（ARB/ 脑啡肽酶双重抑制剂）**：用于射血分数降低的慢性心力衰竭（NYHA Ⅱ – Ⅳ级，LVEF ≤ 40%）成人患者，每次 100 mg，每日 2 次。

（4）降压药物有以下几种

★**一线降压药物**：包括A（ACEI/ARB类药物）、B（β 受体阻滞剂）、C（钙拮抗剂CCB）、D（利尿剂），用法同前。利尿剂常用双氢氯噻嗪、吲达帕胺。

★ **二线降压药物**：对于难治性高血压，加用二线降压药物（表6-7）。

表 6-7 二线降压药

口服降压药物	每日剂量（mg）	分服次数	主要不良反应
α 阻滞剂			体位性低血压
多沙唑嗪	1 ~ 16	1	
哌唑嗪	2 ~ 20	2 ~ 3	
特拉唑嗪	1 ~ 20	1 ~ 2	
中枢作用药物			
利血平	0.05 ~ 0.25	1	鼻充血，抑郁，心动过缓，消化溃疡病
可乐定	0.1 ~ 0.8	2 ~ 3	低血压
可乐定贴片	0.25	1/ 周	皮肤过敏
甲基多巴	250 ~ 1000	2 ~ 3	肝功能损害，免疫失调
莫索尼定	0.2 ~ 0.4	1	镇静
利美尼定	1	1	心悸，乏力
直接血管扩张药			
米诺地尔	5 ~ 100	1	多毛症
肼屈嗪	25 ~ 100	2	狼疮综合征

三、家庭疗法

1.冠心病发作

冠心病发作时，应停止正在从事的任何事情，马上坐下或躺下。如果症状 1 ~ 2 分钟没有开始缓解，有硝酸甘油则舌下含服 1 片，预计 3 ~ 5 分钟缓解。如果不适持续存在或加重，舌下加用 1 片硝酸甘油。再等 5 分钟，必要时再放 1 片硝酸甘油。如果没有硝酸甘油，马上呼救，呼喊附近的人，让他们拨打求救电话，需要紧急转运到最近医院的急诊室。不要花时间试图联系医生办公室，不要担心可能错误报警或者有打扰医院工作人员的顾虑。

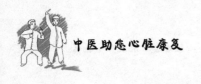

2. 药茶疗法

（1）山楂益母茶

山楂 30 g，益母草 10 g，茶叶 5 g。用沸水冲沏，饮用。用于冠心病、高脂血症辅助治疗。

（2）菊花山楂茶

菊花、山楂、茶叶各 10 g，沸水冲沏，每日 1 剂。用于高血压、冠心病及高脂血症辅助治疗。

（3）三七花茶

三七花干品 3 g，沸水冲泡，温浸片刻，频频饮服。用于冠心病、高脂血症辅助治疗。

（4）决明子山楂茶

决明子、山楂各适量，开水冲泡，代茶饮服，每日 3 次。用于高脂血症、动脉硬化、冠心病辅助治疗。

（5）三宝降压茶

菊花、罗汉果、普洱茶各等份。共研成粗末，以沸水冲泡，频频饮之。适用于高血压、高血脂及肝阳上亢所致的头痛、头晕等症辅助治疗。

四、 药物处方

如果到心脏康复门诊，医生将会提供药物处方，见表 6-8。

表 6-8 心脏康复中心药物处方

姓名_____ 性别_____ 年龄_____
诊断_____

序号	药物	早	中	晚	注意事项
1		片	片	片	
2		片	片	片	
3		片	片	片	
4		片	片	片	
5		片	片	片	
6		片	片	片	
7		片	片	片	
8		片	片	片	
9					
10					

医师_____
日期____年___月___日

五、医嘱与反馈表

建议填写下表，一方面提醒自己按时服药，不遗漏服药。同时方便医生调整药物治疗方案（表6-9）。

表 6-9 药物医嘱与反馈表

时间	药物		效 果	
第 1 天	西药□	中药□	有效□	无效□
第 2 天	西药□	中药□	有效□	无效□
第 3 天	西药□	中药□	有效□	无效□
第 4 天	西药□	中药□	有效□	无效□
第 5 天	西药□	中药□	有效□	无效□
第 6 天	西药□	中药□	有效□	无效□
第 7 天	西药□	中药□	有效□	无效□

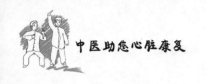

第七节　辨证食疗

辨证食疗是中医药膳疗法的特色和优势，也是心脏康复的第六个"E"（Eating syndrome differentiation）。根据不同证候，利用食物的性味调整阴阳偏盛偏衰，达到辅佐药物、祛邪扶正、恢复健康的目的。

一、方案纲要

专业医生根据患者体力劳动及其胖瘦情况，应用食物交换份法，通过八个步骤制定膳食营养处方。再根据辨证，选择食药两用药物，形成整体的中医辨证食疗处方。

家庭疗法需按中医辨证食疗处方，结合个人喜好，选择合适的食物种类和摄入量。冠心病、心力衰竭患者所需食物见本章节。

下面叙述辨证膳食处方制定过程，以便了解营养处方的科学性和重要性。

二、专业疗法

1. 制定膳食营养处方

第一步：了解基本病情。

第二步：了解饮食和行为，评估目前膳食营养状况和身体活动水平。

第三步：计算标准体重，体重（kg）= 身高（cm）–105。

第四步：计算每天能量摄入量。

结合体力劳动及其胖瘦情况，根据成人日能量供给量表（表

7-1），确定能量供给量，公式为：

全日能量供给量（kcal）＝标准体重（kg）× 单位标准体重能量需要量（kcal/kg）。

表 7-1　成人每日能量供给量（kcal/kg 标准体重）

体型	体力活动量			
	极轻体力劳动	轻体力劳动	中体力劳动	重体力劳动
消瘦	35	40	45	45~50
正常	20~30	35	40	45
肥胖	15~20	20~25	30	35
超重	20~25	30	45	40

第五步：计算每日食物交换份。

每日食物交换份 = 全日能量供给量（kcal）/ 90

第六步：蛋白质、脂肪、碳水化合物比例。

蛋白质应占全天总能量的 10% ~ 15%，脂肪应占全天总能量的 15% ~ 30%；碳水化合物应占全天总能量的 55% ~ 70%。计算食物交换份数，也可按表 7-2 查出。

食物交换份法是将食物分为四大组八大类，即谷薯组（谷薯类）、蔬菜组（蔬菜类、水果类）、肉蛋组（大豆类、乳类、肉蛋类）、油脂组（坚果类、油脂类）。每个食物交换份可产生 90 kcal（约 376 千焦）能量。同类食物在一定重量内所含的蛋白质、脂肪、碳水化合物和能量相近，不同类食物间所提供的能量也是相近的，每份食物可进行等值交换。所有食物均指可食部分，即去除皮、籽、核、骨头等后的净重。只要每日饮食中包括这四大组食物，即可构成平衡膳食。具体内容和营养价值见附表。

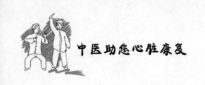

表7-2 不同能量所需的各类食品交换份数

能量（kcal）	交换单位（份）	谷薯类		蔬果类		肉蛋类		豆乳类			油脂类	
		质量（g）	单位（份）	质量（g）	单位（份）	质量（g）	单位（份）	豆浆量（g）	牛奶量（g）	单位（份）	质量（g）	单位（份）
1 200（1 287）	14	150	6	500	1	150	3	200	250	2	2汤匙	2
1 400（1 463）	16	200	8	500	1	150	3	200	250	2	2汤匙	2
1 600（1 639）	18	250	10	500	1	150	3	200	250	2	2汤匙	2
1 800（1 815）	20	300	12	500	1	150	3	200	250	2	2汤匙	2
2 000（1 991）	22	350	14	500	1	150	3	200	250	2	2汤匙	2

第七步：一日三餐的比例。

一般情况，早、中、晚三餐比为 3∶4∶3 或 2∶4∶4。

第八步：形成营养处方。

下面举一个具体的例子，详细说明如何利用食物交换份安排一日三餐平衡饮食。

女性，40 岁，身高 165 厘米，体重 75 千克，中等体力劳动。利用食物交换份进行营养配餐的步骤。

第一步：了解基本病情——高血压。

第二步：了解饮食和行为，评估目前膳食营养状况和身体活动水平。

第三步：计算标准体重，体重（kg）= 身高（cm）−105 =165−105=60 kg。

第四步：计算每天能量摄入量，食盐< 6 g/ 天。

通过 BMI 判断体型，BMI= 体重（kg）/ 身高（m）× 身高（m）=75 ÷（1.65 × 1.65）= 27.5，属于肥胖。按中等体力劳动所需热量为每天 30kcal/kg，总热量 =60 × 30=1 800kcal。

第五步：计算每日食物交换份。

每日食物交换份 = 全日能量供给量（kcal）/ 90=1 800/ 90=20 份。

第六步：蛋白质、脂肪、碳水化合物比例。

蛋白质应占全天总能量的 10 % ～ 15 %，脂肪应占全天总能量的 15 % ～ 30 %；碳水化合物应占全天总能量的 55 % ～ 70 %。计算食物交换份数。也可按表 7–2 查出：①谷薯类 12 份；②蔬果类 1 份；③肉蛋类 3 份；④豆浆类 0.5 份、牛奶类 1.5 份；⑤油脂类 2 份。

第七步：一日三餐的比例。

一般情况，早、中、晚三餐比为 3∶4∶3 或 2∶4∶4。

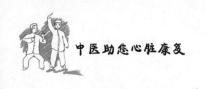

按 3：4：3 的比例分配到早、中、晚三餐，为了便于计算，将上述食品份数调整后安排如下：

（1）早餐：谷类 3.5 份、乳类 1 份。

（2）中餐：谷类 5 份、肉蛋类 2 份、蔬菜 0.5 份、水果 0.5 份。

（3）晚餐：谷类 3.5 份、肉蛋类 1 份、蔬菜 0.5 份、水果 0.5 份。

第八步：形成营养处方。

制定具体菜谱：查询等值食品交换表，根据口味，制定具体食谱。

（1）早餐：咸面包 $35 \times 3.5 = 122.5g$、牛奶 $160 \times 1 = 160mL$（一袋）。

（2）中餐：大米 $25 \times 5 = 125g$、瘦牛肉 $50 \times 1 = 50g$、卤鸡蛋 $60 \times 1 = 60g$、白菜 $500 \times 0.5 = 250g$、花生油一汤匙、小苹果一个（100g）。

（3）晚餐：面条 $35 \times 3.5 = 122.5g$、带鱼 $80 \times 1 = 80g$、拍黄瓜 $500 \times 0.5 = 250g$、西瓜 $500 \times 0.5 = 250g$、花生油一汤匙。

2. 制定辨证食疗处方

根据辨证，选择食药两用药物，形成整体的中医辨证食疗处方。

三、家庭疗法

1. 根据中医辨证食疗处方和饮食喜好，选择食物和等值食物

2. 冠心病患者膳食种类选择

（1）低盐饮食：通常每日盐摄入量控制在 6 g 之内。

（2）低脂饮食：每日食物中胆固醇的摄入量控制在 300 mg 以内，限制动物脂肪。

（3）低热量饮食：主食每日不得超过 500 g。避免过饱，少吃甜食，晚餐宜少，主食也应粗细搭配。

（4）肉类选择：选择顺序依次为鱼肉、鸡肉、鸭肉、牛肉、猪肉、羊肉。对高胆固醇的冠心病患者建议 1 ~ 2 个蛋黄 / 周。

（5）蔬菜选择：绿色蔬菜或黄色蔬果含有较多的胡萝卜素，具有抗氧化的作用，维生素 C 能够影响心肌代谢，使血管弹性增加，大剂量维生素 C 可使胆固醇氧化为胆酸而排出体外。白色蔬菜铁含量较高，黑色蔬菜富含硒元素、花青素和微量元素，红色食品中都含有 β- 胡萝卜素。洋葱、大蒜、苜蓿、木耳、海带、香菇、紫菜等对心脏具有保护作用。海带、紫菜等海洋中植物大多含有丰富的蛋白质、维生素、微量元素等，对降低胆固醇、三酰甘油有良好的作用。香菇、木耳中含有大量维生素和微量元素。芹菜、芫荽具有降低血压、镇静安神作用。葱、生姜、大蒜这类调味品含有多种挥发油、纤维素等，具有改善脂质代谢、减少胆固醇在肠道中的吸收作用。

（6）食用油选择：最适合冠心病患者食用的植物油是玉米胚芽油。吃菜籽油时一定要热透。无论哪种植物油都要选择无杂质、无污染的精炼植物油。

（7）水果选择：山楂、柑橘、石榴、葡萄、苹果对防治动脉粥样硬化等有效果。坚果是蔷薇科植物的果实，主要含大量的碳水化合物、维生素 C、少量的脂肪和蛋白质，以及微量元素等。西瓜为葫芦科植物的果瓤，含大量的氨基酸、果糖、葡萄糖、蔗糖、盐类、维生素 C 等。香蕉是芭蕉科植物的果实，富含碳水化合物、各种维生素。猕猴桃的果实含有丰富的维生素、有机酸，适用于高血压及心脏病患者食用。

3. 慢性心力衰竭患者膳食

1）适当限钠：根据充血性心力衰竭程度，每天给予不超过 3

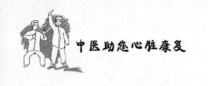

克盐的限钠膳食。若使用利尿剂者，则适当放宽。

2）成人摄入液体量为 1 000 ~ 1 500 mL/ 天，包括饮食的入量，也包含药物的容量。

3）注意电解质平衡：由于摄入不足、丢失增加或利尿剂治疗等可出现低钾血症，应摄入含钾高的食物。

4）充足的无机盐、维生素。

5）适当的能量：心力衰竭患者的能量需求取决于目前的干体重（无水肿情况下的体重）、活动受限程度及心力衰竭的程度，一般给予 25 ~ 30 kcal/kg。

6）优质蛋白质，应占总蛋白的 2/3 以上。

7）食用富含 n-3 脂肪酸的鱼类和鱼油。

8）适当增加叶酸、维生素 B_6 和维生素 B_{12}。补充硫胺素（维生素 B_1）。

9）少食多餐，每天进餐 5 ~ 6 次为宜。对于有呼吸困难的患者更易耐受，有助于减少胃胀满感，食物应以软、烂、细为主，易于消化。

4. 食疗处方

（1）四味饮

原料：山楂 60 g，荷叶 30 g，薏苡仁 50 g，葱白 30 g。烹制方法：将上药洗净，加适量水煎取汁，去渣即可。食用方法：每日 1剂，分 2 次服食。适用于痰浊内阻证。

（2）葛参山楂汤

原料：葛根、丹参、山楂各 15 g，蜂蜜适量。烹制方法：将前 3 味共入锅内，加水适量煎煮，去渣取汁，将蜂蜜调入药汁中，搅匀即成。食用方法：每日 1 剂，连服 30 天。适用于瘀血内停证。

（3）二姜葱白粥

原料：干姜 30 g，高良姜 30 g，葱白 50 g，大米 100 g。烹制方法：将干姜、高良姜装入纱布袋内，与大米、葱白同煮做粥，粥熟去药。食用方法：每日 1 剂，分 2 次服食。适用于寒凝心脉证。

（4）黄芪茯苓麦冬粥

原料：黄芪 10 g，茯苓 10 g，麦冬 5 g，大米 100 g，红糖 15 g。烹制方法：将上药水煎取汁，去渣后加粳米煮至八成熟，加红糖，同煮为粥即可。适用于心气虚弱证。

（5）麦冬粥

原料：麦冬 30 g，生地黄 30 g，薏苡仁 50 g，生姜 10 g，大米 100 g。烹制方法：将生姜切片，与麦冬、生地黄、薏苡仁同煎，去渣取汁，与大米煮粥。食用方法：每日 1 剂，分 2 次服食。适用于心肾阴虚证。

四、辨证膳食处方

详见表 7-3。

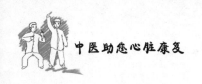中医助您心脏康复

表 7-3　心脏康复中心辨证膳食处方

姓名_____　性别_____年龄_____
诊断_____

种类	每日摄入量 （g/天）	每份重量	食品选择			
粮谷类	一天选择 ____份 （√）	25 g	□大米	□小米	□糯米	□薏米
			□高粱米	□面粉	□米粉	□红豆
			□玉米面	□挂面	□绿豆	□油饼
			□龙须面	□油条	□燕麦片	
			□混合面	□荞麦面	□干豌豆	
			□干莲子	□干粉条	□苏打饼干	
		35 g	□烧饼	□烙饼	□馒头	□魔芋
			□咸面包	□生面条	□窝窝头	
肉蛋类	一天选择 ____份 （√） 建议：选择的顺序依次为鱼肉、鸡肉、鸭肉、牛肉、猪肉、羊肉。	20 g	□热火腿	□香肠		
		25 g	□肥瘦猪肉			
		35 g	□午餐肉	□熟酱牛肉	□熟酱鸭	
			□大肉肠	□熟叉烧肉（无糖）		
		50 g	□瘦猪	□牛羊肉	□带骨排骨	
			□鸭肉	□鹅肉		
		60 g	□鸡蛋（1 大个 带壳）	□鸭蛋		
			□松花蛋（1 大个 带壳）	□鹌鹑蛋（6 个带壳）		
		100 g	□兔肉	□蟹肉	□水发鱿鱼	
		150 g	□鸡蛋清			
		80 g	□带鱼	□草鱼	□鲤鱼	□甲鱼
			□鲜贝	□大黄鱼	□对虾	
			□黑鲢鲫鱼			
		350 g	□水发海参			

种类	每日摄入量（g/天）	每份重量	食品选择
蔬果菜	一天选择 __1__份（√） 或n份，每份重量为1/n	500 g	□大白菜 □菠菜 □油菜 □韭菜 □茴香 □茼蒿 □芹菜 □苦瓜 □莴笋 □蕹菜 □番茄 □冬瓜 □黄瓜 □西葫芦 □茄子 □丝瓜 □芥蓝 □鲜蘑 □苋菜 □龙须菜 □鲜豆芽 □油菜苔 □水浸海带
		400 g	□白萝卜 □青椒 □茭白 □冬笋
		350 g	□南瓜 □菜花
		250 g	□鲜豇豆 □扁豆 □洋葱 □蒜苗
		200 g	□胡萝卜
		150 g	□山药 □荸荠 □藕 □凉薯
		100 g	□慈菇 □百合 □芋头
		70 g	□毛豆 □鲜豌豆
		150 g	□柿子 □香蕉 □鲜荔枝
		200 g	□梨 □桃 □苹果 □橘子 □橙子 □柚子 □李子 □葡萄 □猕猴桃 □杏
		500 g	□西瓜
豆乳类	一天选择 ____份 （√）	20 g	□腐竹
		25 g	□大豆 □大豆粉
		50 g	□豆腐丝 □豆腐干 □油豆腐
		100 g	□北豆腐
		150 g	□南豆腐（嫩豆腐）
		400 g	□豆浆
		20 g	□奶粉
		25 g	□乳酪 □脱脂奶粉
		160 g	□牛奶 □羊奶
		130 g	□无糖酸奶
油脂类	1天选择 ____份 （√）	10 g	□花生油 □香油（1汤匙） □玉米油 □菜油（1汤匙） □豆油（1汤匙） □猪油 □牛油 □羊油 □黄油
盐类		6 g	□食盐

续表

种类	每日摄入量 （g/天）	每份重量	食品选择			
中药施膳	△补气		□党参	□黄芪	□白术	□山药
	△补阳		□桑寄生	□益智仁	□芡实	
			□胡桃仁			
	△补血		□当归	□熟地黄	□龙眼肉	
	△滋阴		□枸杞子	□麦冬	□百合	
	△活血		□葛根	□三七	□木瓜	
	△平肝		□天麻	□白芍		
	△利水		□茯苓	□泽泻	□薏苡仁	
	△化痰		□胖大海	□橘皮	□桑叶	
	△通便		□郁李仁	□芦荟		
	△消食		□山楂	□莱菔子		
	△安神药		□酸枣仁	□莲子		

医师_____

日期_____年_____月_____日

五、医嘱反馈表

建议填写下表，以便自我鞭策，并提供给医生以调整食疗方案（表7-4）。

表7-4　辨证膳食医嘱与反馈表

时间	辨证食疗	效果		
第1天		达标□	未达标□	无□
第2天		达标□	未达标□	无□
第3天		达标□	未达标□	无□
第4天		达标□	未达标□	无□
第5天		达标□	未达标□	无□
第6天		达标□	未达标□	无□
第7天		达标□	未达标□	无□

第八节 控烟法

控烟法（Control cigarette consumption）包括心理支持治疗和行为指导。大多数吸烟者认为自己想戒烟就能戒烟。实际上，这种戒烟持续 1 年以上的成功率不到 5%，戒烟需要临床医生指导。

一、方案纲要

戒烟专业疗法由专业医生制定，通常"5R"法增强吸烟者的戒烟动机，用"5A"法帮助吸烟者戒烟。必要时应用我国已批准使用的戒烟药物尼古丁贴片、尼古丁咀嚼胶（非处方药）、盐酸安非他酮缓释片（处方药）等。中医控烟方法有耳压法、体针、穴位贴敷、运动疗法。

家庭疗法有茶疗、自我控烟法。

二、专业疗法

1. 戒烟的通常模式

戒烟治疗前，医生应首先做到以下几点。

（1）询问就医者的吸烟状况。

（2）评估吸烟者的戒烟意愿。

（3）"5R"法增强吸烟者的戒烟动机，用"5A"法帮助吸烟者戒烟。

"5R"法包括

★**相关（Relevance）**：使吸烟者认识到戒烟与其自身和家人

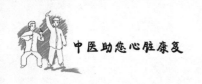

的健康密切相关。

★危害（Risk）：使吸烟者认识到吸烟对健康的严重危害。

★益处（Rewards）：使吸烟者充分认识到戒烟对健康的益处。

★障碍（Roadblocks）：使吸烟者知晓和预估戒烟过程中可能会遇到的问题和障碍。同时，让他们了解现有的戒烟干预方法（如咨询和药物）可以帮助他们克服这些障碍。

★反复（Repetition）：反复对吸烟者进行上述戒烟动机干预。

"5A"法包括

★询问（Ask）：同时记录所有就医者的吸烟情况。

★建议（Advise）：所有吸烟者必须戒烟。

★评估（Assess）：吸烟者的戒烟意愿。

★帮助（Assist）：提供戒烟帮助。

★安排（Arrange）：随访。

2. 戒烟药物

目前我国已被批准使用的戒烟药物有以下几种。

●尼古丁贴片：撕去保护膜后迅速将其粘贴于清洁、干燥、少毛、无创面的躯干或四肢部位，贴后紧压 10 ~ 20 秒，每日需更换粘贴部位。用量：每 24 小时或 16 小时 1 次，每次 1 贴。治疗开始时宜用较大剂量，按照疗程逐渐减量。疗程：12 周或根据戒烟情况延长。

●尼古丁咀嚼胶（非处方药）：置于颊和牙龈之间，缓慢间断咀嚼，约 30 分钟后尼古丁可全部释放。吸烟支数 ≤ 20 支 / 日者使用 2 毫克剂型；吸烟支数 > 20 支 / 日者使用 4 毫克剂型。用量：戒烟第 1 ~ 6 周：每 1 ~ 2 小时 1 片，8 ~ 12 片 / 日（不超过 24 片 / 日）；第 7 ~ 8 周：每 2 ~ 4 小时 1 片，4 ~ 8 片 / 日；第 9 ~ 12

周：每 6 ～ 8 小时 1 片，2 ～ 4 片 / 日。疗程：12 周或根据治疗情况延长。

●**盐酸安非他酮缓释片（处方药）**：口服，戒烟前 1 周开始用药。用药第 1 ～ 3 天：150 毫克，每日 1 次；第 4 ～ 7 天：150 毫克，每日 2 次；第 8 天起：150 毫克，每日 1 次。疗程：7 ～ 12 周或根据治疗情况延长。

●**伐尼克兰（处方药）**：口服，戒烟前 1 周开始用药。用药第 1 ～ 3 天：0.5 毫克，每日 1 次；第 4 ～ 7 天：0.5 毫克，每日 2 次；第 8 天起：1 毫克，每日 2 次。疗程：12 周或根据治疗情况延长。

3. 中医控烟方法

（1）耳压法

在双侧耳穴，即神门、肺、内分泌及口穴，先用酒精棉球常规消毒，然后在各穴区用探针选取最痛点，粘贴橡皮膏固定。每当想吸烟时，以食指或拇指按揉各穴，从上至下，先神门、肺、口穴，后内分泌穴，每穴按揉 1 分钟左右，双侧同时进行。按揉时用力至该穴稍痛为宜。5 天更换 1 次，15 天为 1 个疗程。根据中国中医科学院针灸研究所的研究报道，针刺戒烟选用率最高的耳穴为：肺、神门、口、皮质下。

（2）体针

主穴：烟三针（戒烟穴、阳溪、列缺）、四神针（百会穴前、后、左、右各 1.5 寸）为主。加减：胸闷、心慌、失眠加手智针（内关、神门、劳宫）。食欲改变加胃三针（足三里、内关、中脘），咳嗽痰多加背三针（大杼、风门、肺俞）。针刺可隔天 1 次，每次留针 20 ～ 30 分钟。根据中国中医科学院针灸研究所的研究报道，针刺戒烟选用率最高的 5 个腧穴为：甜美穴、足三里、合谷、列缺、百会。

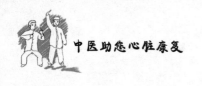

（3）穴位贴敷

选用甜美穴及列缺，亦有配合足三里及三阴交等。中药贴敷疗法选择的药物，多以入肺经的芳香类药物为主，结合其中医辨证特点进行配伍。选用药物有：麝香、藿香、薄荷、甘草、鱼腥草、菊花、人参、枇杷叶、荷叶、干姜等。

4. 运动疗法

制定运动处方，进行有氧运动。

三、家庭疗法

1. 茶疗

甘草、薄荷是戒烟方中最常用的药物。取绿茶、薄荷、藿香、甘草各等份，白砂糖少许，水煎代茶饮。

2. 自我控烟

（1）认识戒烟：吸烟是尼古丁上瘾，它不是习惯，也不是爱好。戒烟不是牺牲爱好，而是饿死毒瘾，走向自由。你只有收获，没有牺牲。

（2）开始控烟：不要在饭桌上闲坐，寻找一些感兴趣的事做。

（3）每天记录：每天记录自己戒烟后的身体反应。根据身体的戒断反应及时调整自己的戒烟计划。

（4）停止吸烟：把戒烟当成一场战争，你的敌人就是烟毒，它会不断诱惑你，这个时候要顶住诱惑，3周后烟毒得不到尼古丁就会被饿死，你就会赢得战争。

（5）防止复吸：要有意识地远离吸烟人群，控制自己的食量。如果碰到有人敬烟，可以理直气壮地告诉他："我已经戒烟了，不

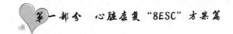

会再重吸，哪怕是一口。"同时丰富自己的业余生活，如看电影、运动等娱乐。

四、 戒烟处方

戒烟处方见表8-1。

表8-1　心脏康复中心戒烟处方

姓名_____　性别_____　年龄_____

诊断_____

疗法	时间
□ 自我控烟 □ 茶疗 □ 药物疗法 　□ 尼古丁贴片 　□ 尼古丁咀嚼胶 　□ 盐酸安非他酮缓释片（处方药） 　□ 伐尼克兰（处方药） □ 耳压法 □ 穴位贴敷 □ 运动疗法	

医师_____

日期_____年_____月_____日

五、医嘱与反馈表

建议填写下表，以便自我鞭策，提高戒烟效果（表8-2）。

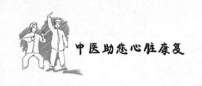
表 8-2　戒烟医嘱与反馈表

时间	控烟	效　果		
第 1 天		未做□	做未达标□	达标□
第 2 天		未做□	做未达标□	达标□
第 3 天		未做□	做未达标□	达标□
第 4 天		未做□	做未达标□	达标□
第 5 天		未做□	做未达标□	达标□
第 6 天		未做□	做未达标□	达标□
第 7 天		未做□	做未达标□	达标□
第 14 天		未做□	做未达标□	达标□
第 30 天		未做□	做未达标□	达标□
第 90 天		未做□	做未达标□	达标□
第 180 天		未做□	做未达标□	达标□

第九节　康复教育法

有效的健康教育（Education）可以使心脏病患者积极参与疾病防治，并更好地理解治疗方案，提高治疗的依从性，同时有助于控制危险因素，从而改善患者的生活质量，降低死亡率。通过健康教育促进心脏健康尤为重要。

一、方案纲要

专业教育需专业医师根据健康教育实施程序，实施康复教育内容。

家庭教育应对自身疾病有简单了解、学会自我管理和如何处理突发心脏问题。

二、专业教育

1. 健康教育实施程序

健康教育实施程序与医疗、护理程序一样，是科学的思维方法和工作方法，是确保患者健康教育效果的重要保证。患者健康教育包括评估教育需求、确定教育目标、制定教育计划、实施教育计划和评价教育效果5个步骤。

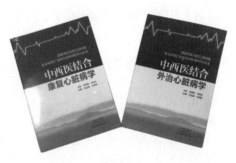

（1）评估教育需求：通过调查分析，了解患者需要学习的知识和掌握的技能，为确定教育目标、制定教育计划提供依据。

（2）确定教育目标：即明确患者及其家属的教育目标，为制定教育计划奠定基础。

（3）制定教育计划：教育计划主要由教育时间、场所、内容、方法和工具及教育人员5个部分组成。

（4）实施教育计划：教育方法包括：①语言教育；②书面教育；③实物教育。

（5）评价教育效果：在健康教育过程中，注重随时评估，及

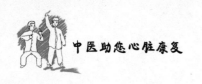
时了解教育效果，给予强化和调整，使教育活动在不断的监控中逐步完善，顺利达到预期目标。

2. 康复教育内容

（1）心血管疾病康复的基本概念。

（2）日常生活的自我管理。

（3）心血管系统疾病、危险因素、症状识别和自我管理的知识。

（4）运动的作用和有关合适的运动模式的知识。

（5）正确和合理使用心血管常用药物的知识。

（6）自我情绪和睡眠管理技巧。

（7）营养的重要性，并保持良好营养状况。

（8）中医药防治知识。

三、家庭教育

1. 对自身疾病有简单了解

咨询有关专家。

2. 学会自我管理

学习本书有关内容。

3. 如何处理突发心脏问题

结合患者自己的经历，回顾心脏病发作时通常的征兆或症状，关注胸痛/不适特征，因胸痛再发常常需要特别关注。

有冠心病发作的征兆/体征时应采取以下步骤：停止正在

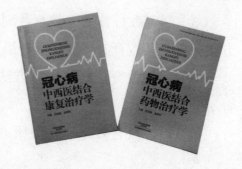

从事的任何事情，马上坐下或躺下。如果有硝酸甘油则舌下含服1片，预计3～5分钟缓解。如果不适持续存在或加重，舌下加用1片硝酸甘油。再等5分钟，必要时再加用1片硝酸甘油。如果没有硝酸甘油或用药无效，马上呼救，呼喊附近的人，让他们拨打求救电话，紧急转运到最近医院的急诊室。

四、医嘱与反馈表

建议填写下表，以便医生针对性地进行中西医健康教育（表9–1）。

表9-1　康复教育医嘱与反馈表

项目	反馈		如有不明白的地方，请阅读本书第二部分
心脏康复的重要性	了解□	不了解□	
复合评估	了解□	不了解□	
动静结合运动	了解□	不了解□	
中医外治技术	了解□	不了解□	
情志管理	了解□	不了解□	
药物管理	了解□	不了解□	
辨证食疗	了解□	不了解□	
控烟	了解□	不了解□	
睡眠康复	了解□	不了解□	
监控技术	了解□	不了解□	
其他	了解□	不了解□	

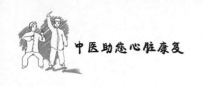

第十节　睡眠康复疗法

睡眠时间长短及睡眠质量与心血管疾病的发病率和预后关系密切。睡眠康复是心脏康复的重要内容。下面我们步入"S"——睡眠康复疗法（Sleep management）。

一、方案纲要

专业医生根据不同情况实施睡眠卫生教育、松弛疗法、辨证膳食、外治疗法（针灸、推拿按摩治疗、耳穴疗法、穴位贴敷、足浴疗法、药枕疗法、脑电生物反馈治疗、脑反射治疗、脑电治疗、体外反搏疗法）。

家庭自我疗法有刺激控制疗法、睡眠限制疗法、反意向控制疗法、认知行为疗法，也可根据康复运动处方进行主动动静结合运动、音乐疗法等。

二、专业疗法

1. 睡眠卫生教育

通过改变生活方式和生活环境改善睡眠质量。

2. 松弛疗法

松弛疗法是治疗失眠最常用的非药物疗法，其目的是降低卧床时的警觉性及减少夜间觉醒。减少觉醒和促进夜间睡眠的技巧训练包括渐进性肌肉放松、指导性想象和腹式呼吸训练。

3. 辨证膳食

远志枣仁粥（远志、炒酸枣仁、粳米）、双仁粥（酸枣仁、柏子仁、红枣）、五味子蜜饮（五味子、蜂蜜）有一定效果。

4. 外治疗法

（1）针灸、推拿按摩治疗：针灸主穴取百会、四神聪、神门、三阴交、安眠；随证配穴。推拿按摩主穴取心俞、肝俞、脾俞、胃俞、肾俞、胆俞、印堂、膻中、神门、内关。配穴：命门、天枢、足三里、三阴交、气海、关元等。

（2）耳穴疗法：主穴取神门、心、脾、肾、皮质下，配穴取枕、交感、内分泌、神经衰弱点。主穴配穴合用，随证加减。操作：治疗前先用耳穴探测棒在耳穴上寻找阳性点，用75%酒精消毒耳郭后用耳针或将粘有王不留行籽的胶布对准选定的耳穴贴紧并加压，使患者有酸麻胀痛或发热感。失眠伴头晕头痛、急躁易怒者用重手法，年老体弱、倦怠纳差者用轻手法，嘱患者每天自行按压2～3次，每次每穴30秒。上述治疗隔日进行1次，5次为1个疗程。

（3）穴位贴敷：用夜交藤15 g，白芷12 g，败酱草10 g等。将上药粉碎，加入辅料，制成丸状。夜晚睡前，用医用胶布贴敷于太阳穴、神门穴、涌泉穴。

（4）足浴疗法：用远志、红花、酸枣仁、磁石、龙骨、桃仁等，进行沐足疗法。

（5）药枕疗法：是将药物装入枕中，睡时枕之，是治疗失眠的一种民间疗法。治疗失眠的药枕，最早见于晋代葛洪《肘后备急方》，用蒸大豆装枕治失眠；宋代也有用草决明装枕治失眠；民间还有取灯心、琥珀的宁心安神作用，制成"灯心枕""琥珀枕"，用来息梦安眠；用黑豆、磁石粉装的枕头也有防治失眠多梦的作用。

（6）脑电生物反馈治疗：通过特别的非侵入电磁，输出特定

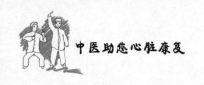

规律的、频率可达 50Hz 的交变电磁场效应，直接透过颅骨达到脑内深组织及神经，直接作用于脑部病灶区生物组织及血管组织，可促进脑微循环，增加脑血流量。作用于大脑皮层使 5- 羟色胺、多巴胺等多种神经递质得以释放，同时可使 β 波得到提升，对失眠、抑郁、脑供血不足疗效明显。

（7）脑反射治疗：用两组对等仿生中频电磁脉冲波，通过耳后乳突穴颅外刺激，克服了颅骨屏障，能量释放作用于小脑顶核特殊敏感区，并上行投射到丘脑、下丘脑，引起该区神经元兴奋，调节睡眠觉醒，以改善和增强自我睡眠和觉醒节律的调节，从而达到治疗失眠的目的。

（8）脑电治疗：应用超慢波和特殊编制的 500Hz 以下的低频声音、低频红光信号、低频脉冲分别作用于人的耳、眼，利用超慢波和声光信号频率的变化，影响和调节脑电活动水平及兴奋抑制水平，从而调节情绪，改善睡眠。

（9）体外反搏疗法。

三、家庭疗法

1. 刺激控制疗法
刺激控制疗法可作为独立的干预措施应用。

（1）只有在有睡意时才上床。

（2）如果卧床 20 分钟不能入睡，应起床离开卧室，可从事一些简单活动，等有睡意时再返回卧室睡觉。

（3）不要在床上做与睡眠无关的活动，如进食、看电视、听收音机及思考复杂问题等。

（4）不管前晚睡眠时间有多长，保持规律的起床时间。

（5）日间避免小睡。

2. 睡眠限制疗法

（1）减少卧床时间以使其和实际睡眠时间相符，并且只有在1周的睡眠效率超过85%的情况下才可增加15～20分钟的卧床时间；

（2）当睡眠效率低于80%时则减少15～20分钟的卧床时间，睡眠效率在80%～85%时则保持卧床时间不变。

（3）避免日间小睡，并且保持起床时间规律。

3. 反意向控制法

本法适合入睡困难的患者。目的是消除可能影响入睡的操纵性焦虑。上床后，努力保持觉醒而不睡去。可以关掉卧室的灯，并尽可能地在睁开眼睛过程中，不做任何影响睡眠的事情，如听音乐、看电视或报纸。

4. 认知行为疗法

认知行为疗法常与刺激控制疗法和睡眠限制疗法联合使用。

（1）保持合理的睡眠期望。

（2）不要把所有的问题都归咎于失眠。

（3）保持自然入睡，避免过度主观的入睡意图（强行要求自己入睡）。

（4）不要过分关注睡眠。

（5）不要因为一晚没睡好就产生挫败感。

（6）培养对失眠影响的耐受性。

5. 其他

根据康复运动处方进行主动动静结合运动、康复教育、音乐疗法等。

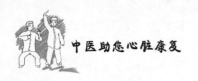

四、睡眠处方

如果有睡眠方面的问题，专业医生将提供以下睡眠处方，帮助睡眠康复（表10-1）。

表10-1 心脏康复睡眠处方

姓名＿＿＿＿＿＿＿＿＿＿＿＿＿ 性别 ＿＿＿＿＿＿＿ 年龄 ＿＿＿＿＿

诊断 ＿＿＿＿＿＿＿＿＿＿＿＿ PHQ评分＿＿＿＿＿＿ GAD评分＿＿＿

疗法	时间
□ 睡眠卫生教育	
□ 松弛疗法	
□ 药物疗法	
□ 针灸推拿	
□ 耳穴疗法	
□ 穴位贴敷	
□ 足浴疗法	
□ 药枕疗法	
□ 脑电生物反馈治疗	
□ 脑反射治疗	
□ 脑电治疗	
□ 体外反搏疗法	
□ 刺激控制疗法	
□ 睡眠限制疗法	
□ 反意向控制法	
□ 认知行为疗法	
□ 运动疗法	

医师＿＿＿＿＿＿＿＿＿＿＿＿

日期＿＿＿年＿＿月＿＿日

五、医嘱与反馈表

详见表 10-2。

表 10-2　睡眠康复医嘱与反馈表

时间	睡眠康复疗法	效　果	
		有效□	无效□
		有效□	无效□
		有效□	无效□
		有效□	无效□
		有效□	无效□

第十一节　心脏康复电子管控

随着国家对互联网＋战略的不断推进，心脏康复领域也开始了互联网化的探索。心脏康复是从医院（包括门诊）到社区（家庭）的连续、长期过程，需要一个完整的体系和管理流程，才能实现有效康复。应用遥控技术、穿戴式设备技术和互联网技术进行整合，形成一个优化的、程序标准化的康复管理系统十分重要。最后，我们推荐第八个 "E" ——心脏康复电子

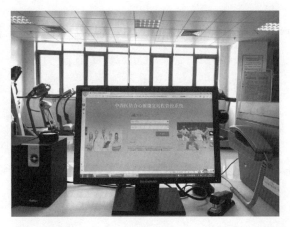

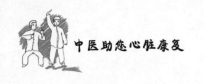

管控（Electronic monitoring system）。

中西医结合心脏康复远程管控系统（以下简称管控系统）通过中西医康复评估，融入中医辨证、体质测评、传统运动方式、中医特色疗法、辨证膳食等，利用互联网技术通过远程和移动端来评估、管理和监控医院内、社区、家庭等患者康复状态的管控系统。管控系统包括评估系统、康复方案、远程实时监控系统三部分，可无缝对接硬件设备的端口，将不同阶段的康复数据对比，全面综合分析报告，并根据不同患者不同情况制定个体化康复方案和康复指导意见，实时对患者进行远程管控等。

一、复合评估

复合评估包括康复前、出院前的康复评估和康复运动过程中的检测，评估项目包括冠心病危险因素调查表、危险程度分级、中医体质测评、中医辨证、心肺运动试验及各项评估量表等，通过输入参数，自动分析得出结论。

二、康复方案制定

根据个体化的心肺运动负荷试验结果，参照心脏运动康复危险分层标准，进行心脏康复危险分层，并明确缺血或无氧阈值负荷，制定运动处方进行康复运动治疗，选择康复运动、气功、五禽戏、太极拳、八段锦和健心康复操等中医传统运动，并按时、按量提醒康复训练，对每次的训练提供心率－运动反应分析报告，为优化运动处方提供依据。中医特色疗法主要包括心脏病药物外敷、耳穴、中频治疗、离子导入、平衡火罐、穴位贴敷（热奄包、耳穴）、沐足疗法、鼻息疗法、体外反搏穴位刺激疗法等。根据心血管营养指数、中医辨证施膳、心血管营养处方及心功能情况，制定具体的饮食处方或食谱。制定教育程序、心理调整处方等，进行康复教育和心理康复。依据循证辨证，实施五音疗法，提供优化药物治疗处方。

三、信息远程监控

远程实时监控通过智能穿戴设备获取院内、社区、家庭心脏病患者的代谢当量、热量、心率和心电监控图像，并能自动生成图表，作为参考数据让医生一目了然，同时可查阅硬件设备的相关信息。另外，当患者有异常情况时，该装置可以报警。可穿戴设备将很好地弥补过去医务人员和患者沟通不足的问题。

四、远程心脏康复会诊

基层医院由于条件所限，康复评估和运动方案监测、急性事件的处理处于薄弱环节。通过管控系统，可以开展远程康复诊断、远程康复会诊、远程康复指导等康复医疗服务，可以充分利用现有资源，快速有效地搭建从医院到社区的三级心脏康复体系，全面提升服务质量和服务水平。三级医疗体系的一体化心脏康复工具不受时间、地点限制，实现无缝隙的心血管和运动功能的中心监测、分析、预警、康复指导功能。

五、心脏康复转诊

心脏康复具有长期性、阶段性、综合性、个体化特点，管控

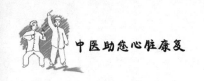

系统基于统一的标准、共享的数据，为患者提供分层次、分阶段的一体化康复服务，并以此为基础制定统一的康复评定和治疗标准，使康复双向转诊有据可依。通过管控系统构建三级康复体系转诊流程，建立流畅的网络化转诊通道，促进优质资源下沉，提高基层医疗机构康复服务水平。

中医在康复领域有其独特的方法，针灸、推拿等技术在康复领域有重要的应用价值。管控系统融合中西医心脏康复技术，使评估、康复方案、监测、会诊、转诊一体化，评估复合定量化，训练可视化、趣味化，管理智能化。随着虚拟现实（Virtual Reality，VR）和增强现实（Augmented Reality，AR）的发展，康复运动趣味性、依从性得到进一步提升，患者参与度快速提高，为心脏康复提供了更好的机遇和发展空间。

如果条件许可或病情需要，建议使用穿戴式电子监控设备。

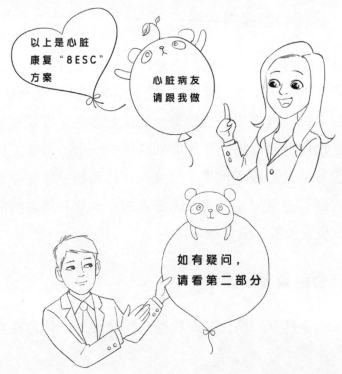

得了心脏病不用怕

心脏康复可以改善生活质量，明显提高运动能力和延长寿命。

回归健康、回归生活

心脏康复"8ESC"之路，我们与您携手同行！

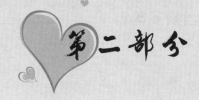

第二部分

心脏康复释义篇

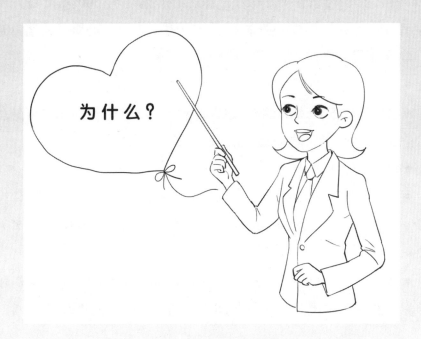

为什么？

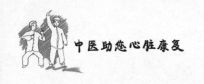

心脏康复可以改善生活质量，明显提高患者的运动能力，延长患者寿命，降低死亡率、住院率，预防心血管疾病的发生，让心脏病患者更好地回归社会。

您对心脏康复有疑问吗？请阅读第二部分：心脏康复释义篇。

第一节　概　述

一、 心脏病和影响发病的危险因素多吗？

回答是肯定的。

下面我们看一组与中国心血管疾病有关的数据。

◆ 据估算，心血管疾病现患病人数为 2.9 亿，其中脑卒中患者 1 300 万，冠心病患者 1 100 万，肺性心脏病患者 500 万，心力衰竭患者 450 万，风湿性心脏病患者 250 万，先天性心脏病患者 200 万，高血压患者 2.45 亿。

◆ 高血压患病率呈上升趋势，目前 23% 国人患有高血压。

◆ 中国 ≥ 15 岁人群的标化吸烟率为 27.7%（男性 52.1%，女性 2.7%），吸烟者日均吸烟 15.2 支。

◆ 40% 成人血脂异常。

◆ 10% 国人患有糖尿病。中国成人糖尿病标化患病率为 10.9%，糖尿病知晓率为 36.5%，治疗率为 32.2%，治疗控制率为 49.2%。

◆ 2012 年，18 岁以上居民的超重率和肥胖率分别为 30.1% 和 11.9%。2013 年中国儿童青少年超重率为 12.2%，肥胖率为 7.1%。

◆ 2014 年中国经常参加身体活动的人为 33.9%（含儿童青少年）。

◆ 食盐量有所控制，但仍高于标准 1 倍。

二、心脏病危害大吗？

中国心血管疾病防治工作在取得初步成效的同时，又面临新的严峻挑战。心血管疾病死亡率仍居首位，占居民疾病死亡构成的 40% 以上，高于肿瘤及其他疾病。每 5 例

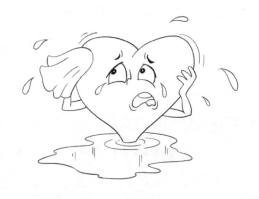

死亡中就有 2 例死于心血管疾病。特别是农村近几年来心血管疾病死亡率持续高于城市。

三、什么是心脏康复？

1. 心脏康复的目的是什么？

心脏康复是一种综合的康复治疗，包括心血管优化药物治疗、运动疗法、饮食疗法、心理治疗、传统中医外治等。心脏康复可以改善患者心血管功能，降低死亡率和再住院率，使患者生理、心理、社会、职业等方面恢复正常或接近正常。

2. 心脏康复的特点是什么？

（1）科学评估是关键

心脏康复是一个科学的、严谨的、长期的治疗过程，一般来

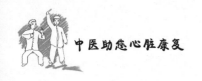

说，共分为四个阶段。

● 第一阶段，当患者发生急性心血管事件时，在住院期间就应该开始运动康复，此时的运动量较小，在医生监护下运动量逐渐增加。

● 第二阶段，住院或出院后早期，在专业人员指导下进行运动康复，这段时间必须有专业人员进行指导。

● 第三阶段，居家或社区长期康复。

● 第四阶段则是终生的居家康复。

心脏康复的适用人群非常广泛，在进行心脏康复治疗前，需要进行严格的健康评估，为患者制定个性化的康复治疗方案。

（2）专业医师全程陪同让患者时刻置身安全环境

心脏康复涵盖了一整套科学、专业的治疗系统。医师会为每一位患者制定一份个体化的康复处方，同时，医师会指导患者正确服用药物，最终达到 1+1 > 2 的康复效果。在心脏康复治疗过程中，心理治疗师会随时对患者进行心理干预，帮助患者树立信心。此外，医师还会根据患者的身体指标，在营养搭配、戒烟戒酒、控制体重等方面提供专业指导。

（3）为患者打造终身康复模式

心脏康复有助于降低患者死亡率和再住院率，提高患者心功能和改善预后。但需要明确的是，心脏康复是一项系统管理工程，需要从药物、膳食营养、健康教育、心理和情绪、不良生活方式等各方面进行

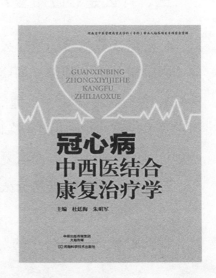

改善和控制，这个过程不仅需要资深心脏康复团队的支持，完善的医疗设备也必不可少。通过心脏康复管控系统，医师能够对患者的系统使用情况、用药和体征信息进行收集，也能监测患者是否遵循其制定的康复治疗方案和相应的生活方式。根据患者的依从性、症状和用药状况，医师可以灵活设置预警，定期对患者进行随访。

四、中医心脏康复的特色优势有哪些？

1. 心脏康复整体观

中医康复学有悠久的历史，其治疗原则体现了整体康复、辨证康复、功能康复、综合康复。中医康复学的具体方法丰富多彩，可分为精神、饮食、运动、药物、物理和环境等六大类。

整体来看，中医心脏康复更加重视精神与情志、功能与营养、人与自然社会的关系，以及对疾病发生、发展和治疗的影响，采取药物与非药物疗法相结合、内治与外治疗法相结合、医疗与自疗相结合，且更侧重非药物疗法、外治法和自我疗法及功能的恢复。

2. 心脏康复辨证观

心脏康复是根据辨证结果，确定相应的康复原则和方法。在中医康复临床中，不仅内服中药须辨证论治，针灸、推拿等都应当注意

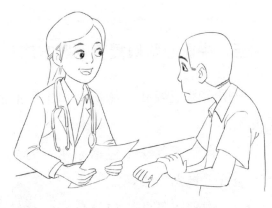

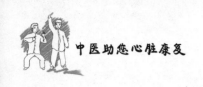

辨证论治，根据不同脏腑的虚实寒热采用相应的补泻方法，充分体现中医学"治病求本"的原则。

3.康复运动动静结合、劳逸适度

中医历来运用"动静思想"指导运动康复，以活动筋骨，疏通气血，畅达经络，和调脏腑，调节气息，静心宁神。

4.简便易行，利于推广

中医心脏康复除形体运动、针灸等特色疗法对于场地设施有一定要求外，其他可在医师指导下进行，如膳食调养、药物调治、情志调养等。而形体运动多从中医养生康复手段衍生而来，如八段锦、太极拳、功法操等，讲究动作和缓、形神和谐，有着广泛的历史文化积累。

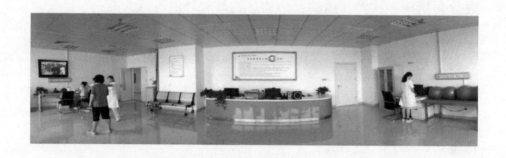

五、中医心脏康复有哪些方法？

根据文献记载和临床实践，中医心脏康复可以初步归纳为以下几类。

（1）自然康复法：包括泉水、岩洞、高山、森林、香花、泥土、空气、日光疗法等。

（2）物理康复法：包括色彩、香气、冷疗、热疗、磁疗、声疗等。

（3）药物外治康复法：包括蒸、烫、洗、浴、熨、敷等疗法。

（4）情志康复法：包括怒疗、喜疗、思疗、悲疗、意疗及睡眠疗法等。

（5）音乐康复法：包括安神、开郁、悲哀、激励、喜乐等疗法。

（6）其他文娱康复疗法：包括舞蹈、钓鱼、风筝、弹琴、书画、弈棋、玩具、戏剧等疗法。

（7）体育康复法：包括五禽戏、八段锦、太极拳、康复操等。

（8）气功康复法：包括松静功、内养、站桩、动桩、长寿、固精、保健、强壮、延年、益智等功法。

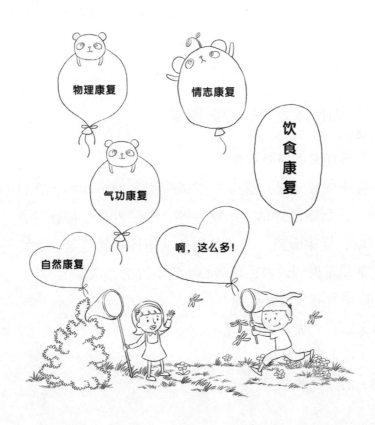

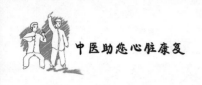

（9）针灸康复法：包括体针、皮内针、皮肤针、耳针、头针、灸法、拔罐等。

（10）按摩康复法：包括推法、拿法、揉法、搓法、捏法等各种手法。

（11）饮食康复法：包括各类药膳方等。

（12）药物内治康复法：包括各类药物内服增强抗病能力，促进疾病康复的方法。

六、中西医结合心脏康复有什么优势？

中西医结合心脏康复把中医和西医有效的治疗方法优化整合，优势互补、取长补短，从中西药物管理、运动处方、营养处方、心理治疗、辨证施膳指导、戒烟管理等多个方面提供全方位的心脏康复。

七、为什么要进行心脏康复？

1. 心脏康复的好处在哪里？

心脏康复究竟是什么呢？是指应用多种协同的、有目的的干预措施，包括康复评估、运动训练、中医外治、辨证膳食、指导生活习惯、规律服药、定期监测各项指标和接受健康教育等，使患者生活质量得到改善，预防心血管事件的再次发生。

心脏康复有哪些好处呢？

（1）饮食更加合理。

（2）诊断更加精确。

（3）治疗更加全面。

（4）运动治疗更加科学。

（5）心理调适更加个体化。

（6）提高自我管理能力。

（7）减少药物和手术的需求。

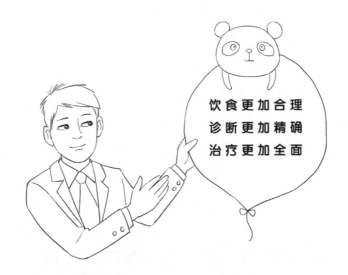

大部分患者经过心脏康复治疗可以提高综合治疗效果，减少药物用量，降低由于疾病进展而需要手术治疗的概率。心脏康复涵盖了疾病治疗的"三级预防"，治疗比较全面，集预防、治疗于一体，使疾病得到真正的治疗。据权威数据显示，规范的心脏康复可以使患者总死亡率降低 8% ~ 37%，心血管死亡率降低 7% ~ 38%，1 年内猝死风险率降低 45%，并能大大减少反复住院次数，降低医疗费用，促进健康生活方式的形成。

2. 为什么心脏介入（搭桥）手术后要进行心脏康复？

介入手术是否解决了所有的问题？肯定不是。介入手术后仍面临的问题有以下几种。

（1）不能逆转或减缓冠脉粥样硬化的生物学进程。

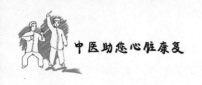

（2）支架术后的再狭窄和血栓形成等。

（3）介入并不是把所有狭窄的地方都放上支架，只解决局部病变，不完全的血运重建，微血管病变等问题支架无法解决。

（4）患者还面临心力衰竭、心律失常、猝死等情况。

（5）不能消除冠心病的危险因素。

（6）许多患者支架术后存在运动耐量下降——运动不足、不当运动等。

（7）支架患者精神压力大，焦虑抑郁高发。

所以对于介入术后的患者，仍然需要一个综合或终生的管理，即心脏康复。有这样一个比喻，介入治疗好比是"修路"，心脏康复就是"养护"。"路"修好了，能否"畅通"还在于"养护"。原则上所有做过心脏介入（搭桥）手术的患者都需要做心脏康复。

八、心脏康复"8ESC"法的特点是什么？

通过优势互补、取长补短，把中医和西医有效的治疗方法重新优化整合，构成一个优化的、程序标准化的中西医结合心脏康复"8ESC"管控方案。复合评价是应用中西医两套评估方法，包括康复前、出院前康复评估和康复运动过程中监测。康复运动模式动静结合、形神共养，根据不同体质、季节、年龄、性别、生活背景采用不同运动方式的个体化"运动处方"。药物治疗是心脏康复的重要组成部分。依据指南和中医辨证，实现宏观与微观、辨证与辨病、中药与西药、药物与非药物四个方面有机结合，循证辨证用药，达到药物治疗的最优化。

第二节 心肺功能复合评估

一、心脏病患者运动为什么要进行功能评估？

心脏康复的适用范围非常广泛，包括冠心病、稳定型心绞痛、支架植入术后、冠状动脉搭桥术后、慢性心力衰竭、心脏瓣膜置换术后、高血压病、代谢综合征及肥胖等。心脏病患者运动要进行功能评估，原因如下。

（1）运动强度较小达不到康复的效果。

（2）运动强度过大，加重心脏负担，心率加快，血压升高，甚至诱发心绞痛，反而不利于身体健康。

因此，对患者进行心肺功能的评估至关重要。同时对患者心肺功能进行评估，确定精准的运动强度，可以为下一步制定个体化、科学的运动处方提供依据。

二、心肺运动试验在心脏康复中有何作用？

心肺运动试验是心脏康复的重要核心环节，在临床应用非常广泛。心肺运动试验是通过呼出的氧气和二氧化碳，客观、定量、全面地评价心肺储备功能和运动耐力。

心肺运动试验不同于其他的单纯观察心血管指标系统、心电图及血压改变的心脏运动试验，也不同于静态肺功能检测，它是一种客观评价心肺储备功能和运动耐力的无创性检测方法，综合应用呼吸气体实时检测分析技术、活动平板或功率踏车，实时监测受测者在不同负荷下摄氧量和二氧化碳排出量的变化，从

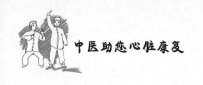
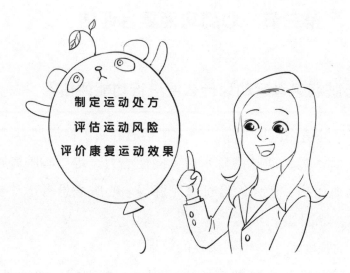

而客观、定量、全面地评价心肺储备功能和运动耐力，指导运动康复治疗，可用于制定运动处方、评估运动风险、评价康复运动效果。

三、为什么要进行中医体质测评？

中医体质测评可以帮助人们认识自身是何种体质，并从饮食、生活起居、精神、药物、经络调养等方面告诉人们养生减肥要因人而异，体现个体差异，才能取得事半功倍的效果。《中医体质分类与判定》旨在为体质辨识及中医体质相关疾病的防治、养生保健、健康管理提供依据，使体质分类科学化、规范化，体现中医学"治未病"思想，为实施个体化诊疗提供理论和实践支持，提高国民健康素质。

四、为什么进行焦虑、抑郁的测评?

随着社会竞争压力日益增大,现在越来越多的人会有各种各样的心理疾病,有抑郁,有焦虑,有时是心血管疾病引发的心理疾病,有时是心理疾病导致心血管疾病。也就是说这两种疾病是可以互相诱发的。医学上把心脏和心理称为"双心",由于两者相互影响导致疾病发生,并能够相互伴发,加重疾病的发展,故称之"双心疾病"。

合并心理疾病和心血管疾病的患者在临床并不少见,据统计,心内科门诊患者40%以上合并心理问题。临床上,很多心理问题可以表现为心脏疾病症状,心脏疾病也常伴有心理问题。有些人心脏的确存在一些问题,如心律失常、心绞痛等,但因心理问题造成过重的心理负担,最终导致心脏疾病加重;有些严重心脏疾病患者经治疗后,心脏功能已恢复良好,但因为担心复发,终日惶恐不安,形成恶性循环,也加重了心脏疾病。这说明,心理与心脏密切相关,好的心理状态对心脏功能有一定的维护和促进作用,反之,不良的心理状态可能对心脏产生不良影响,甚至危害生命。通过焦虑抑郁测评,识别心理问题,进行全面治疗,是非常重要的,也是必要的。

第三节　动静康复运动

一、为什么说心脏喜欢运动?

有人会说,心脏每时每刻都在跳动,够累的了,还喜欢运动

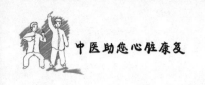

吗？是的，不必担心它会累坏。人体在运动或进行体力活动时，全身各个器官都得到了锻炼，其中受益最大的是心脏。

2002年世界权威的《新英格兰医学杂志》发表了一篇有关运动能力与死亡率的研究论文，研究结论告诉我们"运动能力决定人的寿命"，也就是说，冠心病患者如果运动能力强，亦可以长寿，反之，健康人如果运动能力低下照样寿命短。同时此研究还显示，运动能力可以通过运动训练提高，通过提高运动能力可以延长人的寿命。

二、缺乏运动有哪些危害？

缺乏运动可造成多种不良后果。随着肌纤维萎缩、肌肉力量下降和肌肉体积减小，肌肉氧化能力随之下降，最终导致运动耐量降低和体能明显下降。

★ 年龄每增加1岁，摄氧量下降0.1 MET（代谢当量），提示随着年龄增加，体能下降。

★ 卧床1天，摄氧量降低0.2 MET，相当于每卧床1天，体能衰退2岁，提示卧床对心肺功能可产生不利影响。

冠心病患者缺乏运动的危害还包括心动过速、体位性低血压和血栓栓塞风险增加。老年冠心病患者缺乏运动导致体能（肌

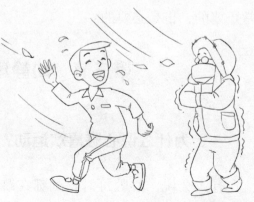

肉群和身体机能）进一步下降，如果最大摄氧量下降到不能维持日常活动的阈值以下（如安全穿过街道、爬楼梯、从椅子或坐便站起来的能力受到影响），老年患者的生活质量将明显下降。

三、心脏病患者应该静养吗？

人们生病后，往往是求医问药，过多依赖药物治疗。很少有人知晓，运动也是一种治疗疾病的手段，是一种天然的良药，尤其是运动对心脏病的治疗作用。

心脏病患者应该静养吗？的确，除有些病情不稳定的心脏病患者需要休息外，任何一种疾病的治疗，都应该建立在饮食治疗和运动治疗的基础之上，并不是所有的疾病都需要药物治疗，尤其是疾病早期。实际上很多疾病，尤其是心脑血管疾病如肥胖、高脂血症、高血压、糖尿病、冠心病、中风等，大多由不健康的饮食和缺乏运动等不良生活方式引起，这些疾病可以通过改变生活方式恢复正常或部分康复。通过坚持运动保持或提高运动能力，同时可以预防疾病；心脏病患者可以通过运动治疗疾病及预防疾病的再发，达到提高生活质量及延年益寿的目的。

四、康复运动和劳动有何区别？

康复运动是医务人员对患者进行康复风险评估后制定的运动处方，具有安全性、科学性、有效性、个体化等特点，目的是通过康复运动帮助患者恢复正常或接近正常的身体状态。其与通过身体运动出现的以主观劳累感、肢软酸困、乏力疼痛为主的体力劳动截然不同，二者不能混为一谈。

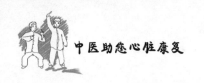

五、什么是适宜的运动强度？

运动强度是运动处方中最重要的因素，过大过小的运动都不好，这就需要量身定制，通过评估制定出合适的运动强度，以患者自觉不累或稍累的程度即可。

六、冠心病为什么要康复运动？

康复运动对心血管系统有很多益处，主要表现为以下几个方面。

★ 运动可以扩张冠状动脉，促进侧支循环的形成，改善心肌供血及心功能。

★ 运动锻炼后，冠心病患者的心率、血压较锻炼前降低，可使心肌耗氧量减少、冠状动脉血液循环的储备增加。

★ 运动锻炼可控制许多冠心病的易患因素，如降血压、降血糖、降低低密度脂蛋白和增加高密度脂蛋白，从而达到防治冠心病的目的。

★ 减少血小板聚集并提高纤维溶解活性，减少静脉血栓形成和栓塞等长期卧床性并发症。

★ 通过减少神经体液性过度反应和增加对应激的负荷能力，减少心律失常和心血管疾病的发生。

★ 对冠心病患者的心理康复也起着很好的作用。运动有助于减缓患者的抑郁和焦虑，增加患者的社会活动和交往，有助于患者重返工作岗位和重担社会角色。

康复运动对冠心病患者的益处是明确的，可降低患者死亡率达 20 ～ 25%。运动训练除了降低死亡率和心血管事件再发率以外，还可增加患者的运动耐量、肌肉力量和肌耐力，缓解症状，减少心绞痛的发生，提高冠心病患者的生存质量。

七、冠心病介入术后康复运动的好处有哪些？

冠心病介入术后要早期进行康复运动，它的好处有以下几种。

★ 预防再狭窄。运动对预防冠心病介入术后血管细胞增生起重要作用。

★ 改善心脏功能。可以提高心脏射血分数、增强心肌收缩力、降低后负荷、增加极量运动中的每搏量，从而明显改善心功能，提高患者生存质量，改善预后。

★ 提高生存质量。早期康复运动能获得较好的有氧运动能力，在疾病恢复期有助于承受日常活动和改善生存质量。

★ 延缓动脉粥样硬化进程。运动疗法能明显提高冠心病介入术后患者的运动耐受力，降低血脂水平，改善预后。

★ 减少心血管不良事件。康复运动可以降低冠状动脉血栓形成的危险，降低心血管的危险因素，提高冠状动脉血流的储备能力，降低儿茶酚胺的水平和肾上腺素的分泌，改善心功能，从而减少心血管不良事件。

八、慢性心力衰竭需要康复运动吗？

需要。其好处在于以下几个方面。

★ 改善骨骼肌的氧摄取、利用能力，提高运动能力。

★ 改善冠状动脉侧支循环，增强冠状动脉血流量和心搏量，延缓动脉粥样硬化性病变的产生、发展。

★ 改善心脏功能，逆转心室重构。

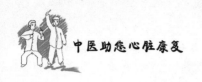

★ 改善心肺储备功能。

★ 改善患者的生活质量。

九、高血压病需要康复运动吗？

随着生活节奏加快，人们的生活习惯及饮食结构改变，导致越来越多的人患上高血压。在众多的降压方式中，运动是一种效果比较好的方式。它对于高血压的预防和治疗都起着非常关键的作用。有不少人患上高血压后放弃了运动，原因是害怕运动过程中出现意外。事实上患上高血压，更需要适当的康复运动，因为锻炼身体能够有效地缓解高血压症状。说到锻炼过程中出现意外，其实只要运动过程中注意一些问题，就可以有效地避免，不用太过于担心。

长期坚持运动的高血压患者，通过全身肌肉运动可以使肌肉血管纤维逐渐增大、增粗。冠状动脉的侧支血管增多，血流量增加，管腔增大，管壁弹性增强，这些改变均有利于降低血压。运动中还能产生某些化学物质，这些化学物质进入血液后能促使血管扩张，加快血液循环，并有利于血液中胆固醇等物质清除，使血管保持应有的弹性。因此，运动可以有效延缓动脉硬化的发生和发展，防止高血压病的加重。

十、糖尿病患者运动康复的好处有哪些？

糖尿病患者进行适当的运动康复，有利于控制病情，延缓并发症的发生和发展。

★ 降低血糖。运动能提高身体对胰岛素的敏感性，增强胰岛素与受体的亲和力，并且能增加肌肉对葡萄糖的利用，有效地改善糖代谢，达到降糖目的。

★ 提高药物疗效。这一作用在肥胖的 2 型糖尿病患者身上体现得更为明显，运动减少体内脂肪后，患者体内的胰岛素抵抗也随之减轻，从而提高了降糖药物的疗效。

★ 有助于增强糖尿病患者战胜疾病的信心。如果糖尿病患者心情不好、情绪低落，不但会阻碍其积极就医，还会引起血糖的波动，参加锻炼的患者之间因为增加了交流的机会，心情相对更好，对病情的控制也更加有效。

十一、康复运动的项目有哪些？

根据不同体质、季节、年龄、性别、生活背景制定不同运动方式的个体化"运动处方"。运动处方的运动种类可分为三类，即耐力性（有氧）运动、力量性运动和伸展运动及健身操。

★ 耐力性（有氧）运动是运动处方中最主要和最基本的运动手段。有氧运动项目有步行、慢跑、走跑交替、上下楼梯、游泳、骑自行车、骑功率自行车、步行车、跑台、跳绳、划船、滑水、滑雪、球类运动等。

★ 力量性运动根据其特点可分为电刺激疗法（通过电刺激，增强肌力，改善肌肉的神经控制）、被动运动、助力运动、免负荷运动（即在减除肢体重力负荷的情况下进行主动运动，如水中运动）、主动运动、抗阻运动等。抗阻运动包括等张练习、等长练习、等动练习和短促最大练习（即等长练习与等张练习结合的训练方法）等。

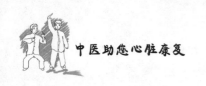

★ 伸展运动及健身操项目主要有太极拳、保健气功、五禽戏、广播体操、医疗体操、矫正体操等。

十二、什么是动静结合运动?

动静结合是道家思想之一。动,指形体外部和体内"气息"(感觉)的运动,前者可视为"外动",后者可视为"内动";静,指形体与精神的宁静,前者可视为"外静",后者可视为"内静"。动静结合,一方面指在练功方式上强调静功与动功的密切结合,另一方面指在练动功时要掌握"动中有静",在练静功时要体会"静中有动"。具体来说,练功者可根据自己身体情况(如年龄、性别、体质、性格、练功进度等,如是患者,还需考虑疾病的种类及病程等),把动功与静功有机结合起来锻炼。从体力上来说,体力差者可以少动,体力好者多动,一般以不疲劳为度。从病情来说,病情较重、体质虚弱者可以静功为主,配合动功;随着病情好转、体质增强,应逐步增加动功,达到一定层次后再以静功为主。

康复运动也需要动静结合,集形体运动、呼吸运动、意念调节等为一体的有氧运动,强调"调形、调息、调心、调神"四者统一。

十三、康复运动程序是什么?

经典的运动程序包括三个步骤。

◆**第一步**:准备活动,即热身运动。多采用低水平有氧运动,持续 5 ~ 10 分钟。

◆ **第二步**:训练阶段,包含有氧运动、阻抗运动、柔韧性运动、平衡功能等各种运动方式训练。其中有氧运动是基础，抗阻运动和柔韧性运动是补充。

◆ 第三步：放松运动，据病情轻重持续 5 ~ 10 分钟，病情越重时间宜越长。

十四、运动处方的基本原则是什么？

1. 因人而异原则

运动处方必须因人而异，切忌千篇一律。要根据每一位冠心病的具体情况制定出符合个人身体客观条件及要求的运动处方。在冠心病的不同时期，运动处方不同；同一时期不同的功能状态下，运动处方也应有所不同。

2. 有效原则

运动处方的制定和实施应使冠心病患者的功能状态有所改善。在制定运动处方时，要科学、合理地安排各项内容；在运动处方的实施过程中，要按质、按量认真完成训练。

3. 安全原则

在制定和实施运动处方时，应严格遵循各项规定和要求，以确保安全。

4. 全面原则

运动处方应遵循全面身心健康的原则，在运动处方的制定和实施中，应注意维持人体生理和心理平衡，以达到全面身心健康的目的。

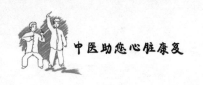

十五、什么是中医导引技术?

中医导引技术是以少林内功、易筋经、五禽戏、八段锦、太极拳、六字诀等传统功法为主要手段指导人们进行主动训练的推拿医疗技术,以指导功法训练为主,也可以在功法训练的同时进行手法治疗。导引技术具有扶助正气、强身健体的作用,可以与其他推拿技术配合使用。

十六、健心操、五禽戏、太极拳对心脏康复的好处是什么?

在现代保健运动疗法中结合中医特色养生操(包括五禽戏、太极拳、易筋经)等可以促进机体功能恢复,从而达到治病养生,强心健体的功效。

中医运动康复是在中国传统健身运动的基础上,将中国古典哲学与中医理论相结合形成的运动养生行为,注重精、气、神的调养,以达到修养身心的目的。其核心特点在于意守、调息、动形的统一,以意领气,以气动行,配合呼吸吐纳、按摩等术式,将皮肤、肌肉、筋骨充分拉伸舒展,同时刺激并调节人体经络、脏腑机能,从而达到形神、气血及表里阴阳的和谐统一。

十七、太极拳有哪些优势?

太极拳是一种以传统儒、道哲学为根基,将中医学经络理论、气功呼吸吐纳导引理论以及外家拳法的招式套路相结合而创立的一门中国传统武术。太极拳以太极为名,现今最为人熟知的太极拳分为杨式太极拳、武式太极拳、吴式太极拳、孙式太极拳、陈式太极拳五大流派。

十八、练太极拳有哪些注意事项？

太极拳讲究的是"形、气、神"三者的统一，在招式起落之间除了伸展肢体，还要有意识地调节呼吸，安养神志。练习太极拳时需舌尖轻抵上腭，以交通任督二脉；要求"虚领顶劲"，保持百会穴与会阴穴的垂直，以利任督贯通；要求"气沉丹田"，使气血聚集于小腹，充盈气海，气血旺盛，充盈四肢百骸，改善脏腑功能。太极拳注重练气以化神，外练形体，内练精神，达到"形神合一"的功法境界。

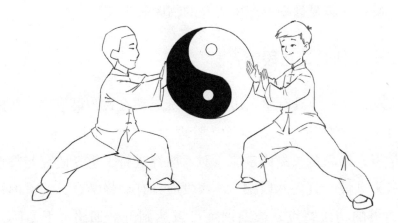

十九、为何说太极拳是心脏康复的重要手段？

1. 招式和缓，运动量适中

太极拳的能量消耗可以达到 4.6 个代谢当量（中等强度有氧运动），其招式灵活，动作舒缓，满足了老年人和不耐受剧烈运动患

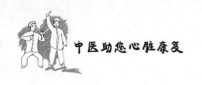

者的临床需要，即使在高风险的心血管疾病患者中也具有较高的安全性。太极拳运动更容易被心脏康复患者所选择。

2.群众基础广泛，利于普及和坚持

太极拳对于运动场所的要求很低，可在社区、广场及老年活动中心开展，具有显著的便捷性、普适性和社交属性。由于太极拳运动的观赏性、群体性，更可以增加感情交流，降低运动的孤独感，极大地增强中国老年患者的运动依从性。

3.形神俱养

太极拳除了改善心脏每搏输出量、六分钟步行距离等反映心脏生理功能的指标外，对血压、血糖等冠心病危险因素也具有预防作用。太极拳训练强调呼吸和意识舒缓凝聚，这一过程可能会降低心理压力，与单独的心脏康复运动模式相比，综合了减压项目的心脏运动康复计划可产生更好的临床效应。

二十、什么是八段锦？

八段锦是一项具有悠久历史的传统运动方式，最早见于北宋，2003年，国家体育总局健身气功管理中心为便于统一推广，引导百姓学习，提高全民身体素质，对八段锦进行了重新研究与整理，并命名为"健身气功八段锦"。八段锦具有动静结合、气贯形神、柔和连贯的功法特点，长期训练可以达到舒经通络、平衡阴阳、滑利关节、增强体质等功效。

二十一、八段锦在心脏康复中的优势是什么？

1. 形意结合

八段锦是集形体练习、呼吸训练、意念调节等为一体的有氧运动，强调"调形、调息、调心、调神"四者统一，包含着"动静结合、形神共养"的中医康复内涵，形体训练配合呼吸训练的运动特点，特别适用于心血管疾病合并呼吸系统疾病患者。

2. 动作和缓

八段锦动作柔和缓慢、圆活连贯，松紧有度、动静结合，特别适用于运动耐量低、长期卧床且关节僵硬的心脏康复患者。

3. 可据个体特点选择运动方案

八段锦内涵丰富，在流派上分南八段锦和北八段锦，可根据患者南北地域不同、运动习惯进行兴趣推荐。在运动强度上分文八段锦与武八段锦，强度循序渐进，可根据不同心功能分级情况进行运动强度个体化指导。在运动形式上分坐式八段锦与站式八段锦，招式一脉相承，可根据病情轻重进行分期康复指导。

二十二、什么是五禽戏？

东汉末年，神医华佗依据中医学的阴阳、五行、脏象、经络、气血运行法则，观察多种不同禽兽的活动姿态，在总结前人模仿鸟兽动作以锻炼身体的传统做法基础上，创编了一套保健体操，包括虎、鹿、熊、猿、鸟的动作和姿态，也就是"五禽戏"，是中国古代养生健身功法。

一千多年来，"华佗五禽戏"作为中国最早的具有完整功法的

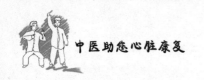

仿生医疗健身体操，对后世的导引功法、气功武术有很大影响。"五禽戏"动作仿效虎之威猛、鹿之安舒、熊之沉稳、猿之灵巧、鸟之轻捷，力求蕴含五禽的神韵，有五禽象形特征，具有防病、祛病、健身、益寿的功用，开创了世界体育医疗的先河。"五禽戏"功法中通过动形、意宁、调息促使气血回流使全身气血通行任督二脉，调整周身脏腑的气血，达到形意一体，精气充盈的健康状态。

二十三、何为六字诀？

六字诀又称六字气诀，功法为呼吸吐纳辅以简单肢体动作为主。该方法注重呼吸吐纳，在众多导引功法中独具特色。六字诀是中医康复运动导引功法的代表之一，将运动导引与脏腑经络功能相对应，充分体现了中医运动康复技术的整体观念和辨证观念。

六字诀功法是一个完整的中医运动康复方法，每一个字诀相对独立，分别代表了一种中医调养方法。呵字诀降气、导滞、散热，可以起到缓解肝脏病症状的作用；呼字诀除热，主治心火亢盛的热证；吹字诀温阳，主治胸阳不振，四末不温的寒证；嘻字诀健脾行气，治疗脾病证候；嘘字诀温寒化饮，利水行气，主治肺病证候；呬字诀补肾益精，主治肾脏证候。在制定中医运动康复方案时，可将六字诀功法进行拆分，根据季节、患者中医辨证特点，可单独训练，或与"五禽戏""八段锦"等功法重新整合，形成更适合本身状况

养生六字诀

的个体化运动处方。

二十四、中医运动康复功法的锻炼要点是什么？

中医运动康复锻炼的基本原则，是习练传统体育养生功法的人们在长期锻炼过程中不断摸索、长期实践、多年积累的概括和总结，它是指导人们进行传统体育养生功法锻炼的法则。包括太极拳、八段锦、五禽戏在内的各类功法在锻炼要求上往往遵循以下原则。

1. 松静自然

"松"，是指"身"而言；"静"，是指"心"而言；"自然"，是针对练功的各个环节提出来的，姿势、呼吸、意守、心情和精神状态都要舒展、自然。"松静自然"不仅是确保练功取得功效的重要法则，也是防止练功出现偏差的重要保障。

2. 动静相兼

动静相兼，是思想与形体动与静的紧密配合及合理搭配，二者是对立统一的，形动则神易静，思静则动有形。因此，在练习过程中要做到动中有静，静中有动。一般来讲，动对疏通经络、调和气血、润滑关节和强壮肢体有良好的功效，而静对平衡阴阳、调整脏腑和安定情绪等有独特的作用。只有两者结合，发挥其长处，弥补其不足，才可达到事半功倍的效果，使身体强健，体质增强。

3. 练养结合

练养结合，是指练功和自我调养结合起来。练功对增强体质，促进身心健康作用明显。然而，只顾运动，不注意调养，就违背

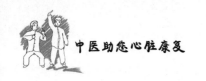

了练养结合的原则，也就达不到预期的康复效果。两者必须密切结合，才能相得益彰。

二十五、动静结合康复运动注意事项有哪些？

（1）耐力性（有氧）运动的注意事项

★ 在耐力性（有氧）运动处方中，应有针对性地提出运动禁忌证，如心脏病患者运动禁忌证有病情不稳定的心力衰竭、急性心包炎、心肌炎、心内膜炎、严重的心律失常、急性冠脉综合征、严重的高血压、不稳定的血管栓塞性疾病等。

★ 在耐力性（有氧）运动处方中，应指出须立即停止运动的指征，如心脏病患者在运动中出现以下指征时应停止运动：运动时上身不适，运动中无力、头晕、气短，运动中或运动后关节疼痛或背痛等。

★ 在耐力性（有氧）运动处方中，须对运动量的监控提出具体的要求，以保证运动处方的有效和安全。

★ 要做充分的准备活动。

★ 明确运动疗法与其他临床治疗的配合，如糖尿病患者的运动疗法须与药物和饮食治疗相结合，以获得最佳的治疗效果。

★ 运动时间应避开降糖药血药浓度达到高峰的时间，在运动前、中或后，可适当增加饮食，以避免出现低血糖等。

（2）力量性运动的注意事项

● 力量练习不应引起明显疼痛。

● 力量练习前、后应做充分的准备活动及放松整理活动。

● 运动时保持正确的身体姿势。

● 注意肌肉等长收缩引起的血压升高反应及闭气用力时心血管负荷增加，有轻度高血压、冠心病或其他心血管系统疾病患者，应慎做力量练习；有较严重的心血管系统疾病患者忌做力量练习。

● 经常检修器械、设备，确保安全。

（3）伸展运动和中医健身操的注意事项

◆ 应根据动作难度、幅度等，循序渐进、量力而行。

◆ 指出某些疾病应慎采用的动作。如高血压病患者、老年人等应不做或少做过分用力的动作及幅度较大的弯腰、低头等动作。

◆ 运动中注意正确的呼吸方式和节奏。

第四节　中医外治

一、中医外治疗法对心脏康复的好处有哪些？

经穴体外反搏、熏洗、沐足、耳压、中药穴位贴敷、针灸推拿、平衡火罐等中医特色外治疗法可以起到疏通气血、化瘀通络、活血理气、扶正祛邪的功效，是典型的内病外治方法，可以提高临床疗效，促进心脏病患者的康复。有些外治疗法适用于家庭，如穴位按摩、沐足疗法等。

二、中医外治疗法在心脏康复中的作用有哪些？

1. 中医外治技术是心脏康复的组成部分

心脏康复给予心脏病患者生理、心理、社会环境的支持，最大限度地恢复患者的社会功能，是确保心脏病患者获得最佳的体

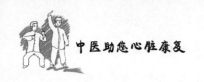

力、精神、社会功能的所有方法的总和（WHO 对心脏康复的定义）。心脏康复包括临床评估、优化药物治疗、物理治疗、心理康复治疗、健康教育、生活方式指导等，具有长期性、阶段性、早期化、个体化特点。物理治疗是应用物理因子促进病后机体康复的治疗方法。所应用的物理因子包括人工、自然两类。人工物理因子如光、电、磁、声、温热、寒冷等；自然物理因子如矿泉、气候、日光、空气、海水等。根据心脏康复的定义、目标和长期化、个体化的需要，中医适宜技术是心脏康复的组成部分。

2. 中医外治技术在心脏康复中发挥着不可替代的作用

中医药历史悠久，几千年来深入人心，颇受群众欢迎，适用于心脏康复Ⅰ～Ⅲ期。针灸、推拿、中药熏洗、食疗等中医适宜技术简便易行，方法灵活多样，无需大型医疗设备，容易在社区医疗机构推广使用，尤其适宜家庭心脏康复和上门服务，符合广泛的心脏康复人群需求。对控制医疗费用过快增长、减轻国家和群众负担均有积极作用。

三、经穴体外反搏疗法与体外反搏有区别吗？

经穴体外反搏疗法是以中医经络理论为指导，将中药颗粒或替代品置于丰隆、足三里等穴位，借助体外反搏袖套气囊，通过心电反馈，对穴位进行有效刺激。体外反搏的作用机制除了发挥辅助循环，增加冠状动脉血流，促

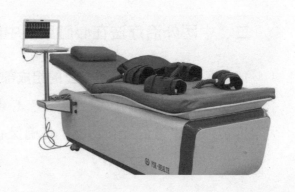

进侧支循环形成外，还可改善血管内皮功能及降低血管僵硬度，改善左室功能，提高运动耐量，可用于冠心病、慢性心力衰竭等。经穴体外反搏疗法是将经络理论应用于体外反搏，集运动和血流动力学效应、穴位刺激、经络感传作用于一体的综合治疗方法。其非单纯经络刺激和体外反搏功能的简单叠加，而是通过心电反馈，产生与心脏跳动、经络循行和气血津液循行相一致的穴位刺激和机械舒缩，达到舒通气血、化瘀通络的作用。

四、熏洗疗法的作用原理是什么？

熏洗疗法是以中医基本理论为指导，将药物煎煮后，先用蒸汽熏蒸，再用药液在全身或局部进行敷洗的治疗方法。熏洗疗法是中医外治疗法的重要组成部分。此疗法借助药力和热力，刺激神经系统和心血管系统，通过皮肤、黏膜作用于机体，促使腠理疏通、脉络调和、散风除湿、气血流畅、透达筋骨、活血理气，改善局部营养状况和全身机能，从而达到治愈疾病的目的。

五、沐足疗法有效吗？

沐足疗法是根据中医辨证论治理论，将药物煎煮成液或制成浸液后通过浸泡双足，按摩足部穴位等方法刺激神经末梢，改善血液循环，从而达到防病治病、强身健体目的的治疗方法。人体足部有丰富的穴位，通过刺激这些穴位，可达到疏通经气，调理气血，调节脏腑功能的作用。全身各部位在足部都有对应的反射区，刺激这些反射区，促使大脑传导信号，改善人体内分泌和血液循环，调节生理环境，引起相对应身体部位的生理反应和变化，

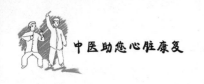
从而对其对应部位的疾病起到治疗作用。

六、耳压疗法是如何起作用的？

耳部分布有面神经、耳颞神经、耳大神经、枕大神经等，刺激不同的耳穴，其相关的神经核便调节中枢神经系统，对交感、副交感神经进行调节。对改善心绞痛、不良情绪、睡眠等有一定作用。

七、穴位贴敷中药能吸收吗？

贴敷疗法主要是运用中药通过体表皮肤、黏膜等部位的吸收、局部刺激、信息调节等发挥作用。在科技发展日新月异的今天，许多边缘学科及交叉学科的出现，为贴敷疗法等中药外治方法注入了新的活力，一方面利用声、光、电、磁等原理，研制出不少以促进药物吸收为主，且使用方便的器具；另一方面改进中西药促渗剂，并利用纳米技术、细胞破壁技术，使贴敷中药的吸收率越来越高。

八、推拿疗法对心血管病有效吗？

推拿治疗高血压、冠心病、心绞痛、心律失常等有效，通过对血液循环、神经内分泌、免疫等多环节调节发挥作用。推拿通过特有的机械刺激方式，对心脏、动静脉及毛细血管、淋巴系统和血液等都有较好的作用，可以有效地调节心律、脉搏、血压和体温等。推拿既可以通过对心血管中枢的调节作用改善冠状动脉的血供，又可通过改变血液流动性改善冠状动脉血供，预防和治疗冠心病心绞痛。

九、中医外治疗法的好处是什么？

中医外治疗法是在辨证论治基础上，通过整体调节，在多环节发挥效能，具有疗效确切、使用安全、不良反应小等优点，适用于心脏康复Ⅰ～Ⅲ期。中医外治的方法分为整体治疗、皮肤官窍黏膜治疗、经络腧穴治疗等。整体治疗是指以人为对象整体进行治疗，主要有导引、体育疗法、音乐疗法等。皮肤、官窍黏膜治疗是指药物通过皮肤、官窍黏膜吸收进入局部或者机体循环系统起治疗作用的方法，如贴敷疗法、熏洗疗法等。经络、腧穴治疗是指药物、手法、器械从外施于经络、腧穴起效的治疗方法，如推拿、艾灸疗法等。目前不少研究运用中药、针刺、艾灸、推拿、按摩、药膳、太极拳、八段锦等中医传统手段和方式，针对冠心病、心力衰竭等病种进行了中医康复的有益探索，在缓解临床症状、改善心功能、提高生存质量、降低再入院率等方面具有一定的优势。

十、点按膻中穴有什么作用？

膻中穴在胸骨体上，居胸腺的部位，点按该穴后所产生的神经冲动沿肋间神经上行，通过神经元链上行至大脑，刺激脑干网状系统，影响心血管神经的调节中枢，促进全身血液的重新分配，改善冠状血流量；其次，点按膻中穴的刺激信号，可提高该区自主神经功能。膻中穴能理气活血，宽胸通络，止咳平喘。

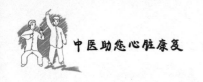

十一、按摩内关穴有什么功效？

内关穴是心脏康复常用穴位，按摩内关穴能改善心动过速等心律失常，对于心绞痛等有缓解作用。如果平时出现了心悸、心跳加快、胸闷等神经功能紊乱现象，按内关穴数次，可以缓解症状。

十二、按摩足三里穴有什么功效？

足三里穴能增强体力，解除疲劳，预防衰老，对动脉硬化、冠心病、心绞痛等有一定的辅助治疗作用，也能防治肠胃病等。

第五节　情志心理管理

疾病导致精神心理上的不愉悦感是否一直困扰着您？是否一直担心疾病的再次发生会对您及家庭产生影响呢？心理康复是康复路上的重要一环，根据心理评估制定的心理处方让您的生活更加充满阳光！

一、为什么要进行心理（情志）治疗？

为什么有些人总是出现心慌、胸痛、胸闷等症状，而做各种有关心脏的检查却没有发现问题，这是怎么回事呢？

自古以来，心脏就不仅仅是一个器官，它与我们的心理、精神状态密不可分。心理状态会影响心脏健康。在临床中，越来越多的医生发现有这样一部分患者，因为胸痛、胸闷、心慌、汗出、气短、头晕等症状就诊，但经过反复检查却证实没有器质性病变。病痛是实实在在存在的，却找不到具体的病变位置。患者只好反

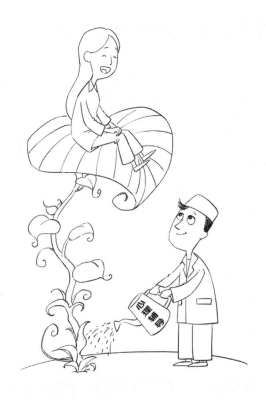

复检查，检查单越积越厚，虽然进行了心脏病的相关治疗，但症状可能仍然没有好转。

随着"生物－心理－社会"医学模式的转变，人们已经逐渐认识到单纯的药物等治疗措施并不能完全有效地防治各种心脏病，精神心理问题对心脏的影响不容忽视。研究发现，平时精神压力大，或有焦虑、抑郁等不良心理状态的人更容易患心脏病，合并心理问题的心脏病患者相对没有心理问题的人预后也较差。当然，除了药物治疗外，自身对情绪的控制以及周围亲友的支持对"双心"疾病治疗的重要性更需要引起重视，希望广大"双心"疾病患者能够早日恢复健康，重展笑颜。

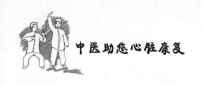
二、心理（情志）治疗的方法有哪些？

目前针对冠心病患者的心理干预较为常用的方法包括行为疗法、认知疗法和放松训练等。心理调节方法有：①说理疏导法；②暗示疗法；③认知疗法；④松弛疗法；⑤音乐疗法；⑥疏泄疗法；⑦移情疗法；⑧系统脱敏法；⑨爆破疗法；⑩厌恶疗法。其他还有行为矫正法、行为塑造法、生物反馈疗法、气功疗法、药物疗法等。

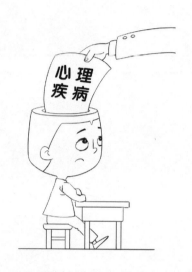

中医情志疗法包括：①节制法；②疏泄法；③转移法，又有升华超脱、移情易性、运动移情法；④情志制约法，又有五脏情志制约法、阴阳情志制约法；⑤气功；⑥针灸；⑦中药治疗。

三、什么是认知疗法？

认知疗法是根据认知过程，通过认知和行为技术改变人们不良认知的一类心理治疗方法的总称。认知疗法是20世纪60～70年代在美国心理治疗领域中发展起来的一种新的理论和技术。

这种改变人的认识观念的思想最早起源于古希腊哲学家苏格拉底的"辩证法"。由你说出你自己的观点，并依照这种观点进行进一步的推理，最后引出矛盾和谬误，从而使你认识到先前思想不合理的地方，并由你自己加以改变。

认知行为疗法是一组通过改变思维和行为的方法改变不良认知，达到消除不良情绪和行为的短程的心理治疗方法。

四、什么是系统脱敏法？

系统脱敏法是一种心理治疗方法，即在患者面对焦虑或恐惧刺激时，按照由弱到强、由易到难的方式，逐渐给患者施加与焦虑和恐惧对立的刺激，使其不再对有害刺激产生焦虑和恐惧等"过敏"反应。系统脱敏法就是针对不同强度的焦虑反应，在刺激情景存在的情况下，通过安慰、解释等方法使患者松弛下来，不再感到焦虑。这样逐渐地、系统地把那些由于不良条件反射引起的强弱不等的焦虑反应，由弱到强地一个个予以消除，最后把最强烈的焦虑反应也消除和克服掉，就是脱敏。异常行为就这样逐步被克服，患者也因而重新建立起一种可适应同样刺激而不再发生异常的行为方式。

五、什么是生物反馈疗法？

生物反馈疗法，是利用现代生理科学仪器，通过人体内生理或病理信息的自身反馈，使患者经过特殊训练后，进行有意识的"意念"控制和心理训练，从而消除病理过程、恢复身心健康的新型心理治疗方法。生物反馈法的运用一般包括以下两个方面的内容。

● 学习放松训练，以便减轻过度紧张，使身体达到一定程度的放松状态。

●学会放松后，再通过生物反馈仪，使其了解并掌握自己身体

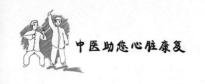

内生理功能改变的信息，进一步加强放松训练的学习，直到形成操作性条件反射，解除影响正常生理活动或病理过程的紧张状态，以恢复正常的生理功能。

六、什么是精神摄养？

精神摄养是中医康复学的首要组成部分，在形神统一观指导下，强调形神共复、首先治神的原则，通过调节患者的精神、意识、情绪和思维活动促进身心健康的恢复。精神因素在疾病发生、发展和转归中有着重要影响，精神摄养在疾病康复过程中起着首要作用。中医康复学在精神摄养方面主要强调德性修养，培养乐观积极的精神状态和生活情趣，树立战胜疾病的信心；要求患者保持宁静淡泊的心境，促进疾病的康复。

七、什么是情志相胜法？

中医认为，情志有喜、怒、忧、思、悲、恐、惊七种情绪，情绪之间可以相互影响，相互叠加，相互减弱，也可以相互克制，各种情绪相互之间的关系就叫情志相胜。在临床中，可以利用情志之间彼此相克的道理，减轻患者症状，从而达到治疗的目的。

情志相胜法主要有阴阳相胜法、五志相胜法等。

● 阴阳相胜法是指根据人体气血阴阳的划分，通过反向调节治疗疾病。

● 五志相胜法也称为五情相胜法，是指医师或心理学家在五行学说和情志相胜理论指导下，有意识地运用情志刺激，消除患者不良情志引起的心理疾病和心身疾病的方法。

五志相胜法作为情志疗法中运用最为广泛的方法，是我国古代心理疗法中的重要组成部分，也是最能体现中医理论中整体观和五行相生相克的治疗方法之一。

八、环境疗养是什么？

环境疗养是充分利用自然环境的各种条件促进人体身心疾病康复的医疗方法。人类是大自然造化的万物之灵，依赖大自然而生存；在我国古代医药文献中，充分阐述了天人合一的自然哲学思想和适应自然的养生康复原则。运用自然环境中的森林、空气、日光、泉水，园艺及花卉等物理化学因素进行不同方式的治疗与调养，对心理康复及多种慢性疾病具有其他康复措施不可替代的作用。

九、中药调节情志的特点是什么？

某些中药也有直接调节心理、安神定志的功用。如人参、五味子、田七、灵芝、酸枣仁、菖蒲、丹参等有镇静的作用。方剂中有专门治疗神志不安疾病的安神类方剂，其中重镇安神的方剂有朱砂安神丸、生铁落饮、磁朱丸等；补养安神的方剂有天王补心丹、柏子养心丸、酸枣仁汤、甘麦大枣汤等。通过综合辨证论治，可以治疗神经衰弱导致的心悸、健忘、失眠，精神抑郁症、更年期综合征等。对康复阶段出现的各种精神心理症状可以施治调节。

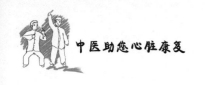

十、何为中医五音疗法？

五音分属五行木、火、金、土、水，通肝、心、肺、脾、肾五脏。中医五音疗法是针对病症发生的脏腑、经络，结合阴阳五行之间的相生相克关系，选择相应的音乐对患者进行治疗。一般用来治疗由于社会心理因素所致的身心疾病。

十一、中医五音疗法的作用是什么？

音乐能养生、治病，已被中外学者公认，尤其是中国古典音乐，曲调温柔，音色平和，旋律优美动听，能使人忘却烦恼，开阔胸襟，从而促进身心健康。在两千年前，《黄帝内经》就提出了"五音疗疾"的观点。中医认为，五音，即角、徵、宫、商、羽，对应五行木、火、土、金、水，并与人的五脏和五种情志相连。

★ 宫调式乐曲，悠扬沉静，淳厚庄重，又如"土"般宽厚结实，可入脾。

★ 商调式乐曲，高亢悲壮，铿锵雄伟，具有"金"之特性，可入肺。

★ 角调式乐曲，朝气蓬勃，生机盎然，具有"木"之特性，可入肝。

★ 徵调式乐曲，热烈欢快，活泼轻松，具有"火"之特性，可入心。

★ 羽调式音乐，凄切哀怨，苍凉柔润，如行云流水，具有"水"之特性，可入肾。

中医的"五音疗疾"就是根据5种调式音乐的特性与五脏五行的关系选择曲目，以调和情志，调理脏腑，平衡阴阳，达到保持机体气机动态平衡、维护人体健康的目的。

十二、中医五音疗法的分类如何？

★ 浮躁在五行中属"火"，这类人做事爽快，爱夸夸其谈，争强好胜。平时未发作时，应引导其积极的一面，听些徵调音乐，如《步步高》《狂欢》《解放军进行曲》《卡门序曲》等，这类乐曲激昂欢快，符合这些人的性格，能使人奋进向上。在情绪浮躁时，则应用水来克制，听些羽调式音乐，如《梁祝》《二泉映月》《汉宫秋月》等，缓和、制约、克制浮躁情绪。

★ 压抑在五行中属"土"，这些人多思多虑，多愁善感。平时应多听宫调式乐曲，如《春江花月夜》《月儿高》《月光奏鸣曲》等。这些曲目悠扬沉静，能抒发情感。当遇到挫折，极度痛苦压抑时，应听角调式音乐，如《春之声圆舞曲》《蓝色多瑙河》《江南丝竹乐》，此类乐曲生机蓬勃，能以肝木的蓬勃朝气制约脾土的极度压抑，使其从痛苦抑郁中解脱出来。

★ 悲哀在五行中属"金"，悲痛时，应听商调式乐曲，如《第三交响曲》《嘎达梅林》《悲怆》等，能发泄心头郁闷，摆脱悲痛，振奋精神。对于久哭不止，极度悲伤的患者，应听徵调式音乐，如《春节序曲》《溜冰圆舞曲》《闲聊波尔卡》等，其旋律轻松愉快、活泼，能补心平肺，摆脱悲伤与痛苦。

★ 愤怒在五行中属"木"，愤怒生气时，应多听角调式乐曲，疏肝理气，如《春风得意》《江南好》等。在愤怒至极，大动肝火时，应听商调式乐曲，如德沃夏克的《自新大陆》，艾尔加的《威风堂堂》等，以佐金平木，用肺金的肃降制约肝火的上亢。

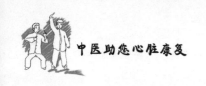

★ 绝望在五行中属"水"，这些人多因遇到大的挫折及精神创伤而对生活失去信心，产生绝望心理，故必须以欢快、明朗的徵调式乐曲，如《轻骑兵进行曲》《喜洋洋》，中国的吹打乐等，补火制水，重新唤起对美好未来的希望。

音乐治疗每日 2 ～ 3 次，每次以 30 分钟左右为宜。最好戴耳机，免受外界干扰。治疗中不能总重复一首乐曲，以免久听生厌。治疗的音量应掌握适度，一般以 70 分贝以下疗效最佳。

十三、中医五音疗法有哪些注意事项？

★ 尽可能排除各种干扰，使身心沉浸在乐曲的意境之中。

★ 某些乐曲兼具两种以上的意义和作用，必须灵活选用，以避免有悖病情的内容。

★ 必须控制音量，一般在 40 ～ 60 分贝即可，用于安神的可更低些。

★ 选择乐曲或表演方式应该根据患者病情及民族、区域、文化、兴趣、性格特点来定，不应该强迫患者反复听一首曲子或厌烦的乐曲，或参加不喜欢的表演及交流活动，否则会适得其反。

第六节　循证辨证用药

一、何为循证辨证用药？

药物治疗是心脏康复的重要组成部分。中西医结合不是随意选用中药加西药，而是根据病情，将二者进行有机结合，充分发挥中、西药互补性来提高疗效。中西药结合的形式有以下几种。

★ 互补式。

★ 先后式，这种方式又包括先中后西和先西后中两类。

★ 主辅式。

在心脏病的治疗中，中西药正日益广泛地被联合应用，合理联用中西药具有协同增效、减少药物用量、扩大应用范围、缩短疗程、标本兼顾、减轻不良反应等益处。因此，心脏康复处方主要依据心血管指南和中医辨证，实现宏观与微观、辨证与辨病、中药与西药、药物与非药物四个方面有机结合，循证辨证用药，达到药物治疗的最优化。

二、心脏康复中药剂型有何特点？

心血管疾病常见中药剂型有片剂、胶囊剂、丸剂、颗粒剂、口服液、气雾剂、汤剂、注射剂等，不同剂型具有不同的作用特点，同时剂型同疾病的关系亦十分密切。颗粒剂系指药材提取物与适宜的辅料或药材细粉制成的具有一定粒度的颗粒状制剂。除常用的汤药、片剂、胶囊、注射剂、膏药外，颗粒剂既保持了汤剂作用迅速的特点，又克服了汤剂临用时煎煮不便的缺点，且口味较好、体积小，但易吸潮。气雾剂系指药材提取物或药材细粉与适宜的抛射剂装在具有特制阀门的耐压严密容器中，使用时打开阀门即可。中药气雾剂的特点是给药剂量小、起效迅速、药物分布均匀、便于吸收、卫生条件好。

三、何为膏方？

膏方，又叫膏剂，以其剂型为名，属于中医里丸、散、膏、

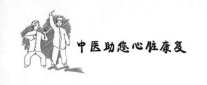

丹、酒、露、汤、锭八种剂型之一，是为方便使用、长期服用、改善口感、提高疗效而创制的一种剂型。它是在大型复方汤剂的基础上，根据人的不同体质、不同临床表现而确立不同处方，经浓煎后掺入某些辅料制成的一种稠厚状半流质或冻状剂型。

四、膏方分类有哪些？

根据制作过程是否加入蜂蜜将膏方分为清膏和蜜膏，中药煎煮浓缩后直接收膏者为清膏，收膏时加入蜂蜜者称为蜜膏（又称"膏滋"），后者尤其适合年老体弱、有慢性病者；根据膏方中是否含有动物胶或胎盘、鹿鞭等动物药，可将其分为素膏和荤膏，素膏由中草药组成，不易发霉，四季均可服用；荤膏中则含有动物胶（药），多属温补之剂，但不易久存，一般冬季服用。

五、膏方在心脏康复中的优势有哪些？

膏方在心脏康复中具有一定优势，适合心脏康复长期性、阶段性、个体化的要求。

1. 加工精细，利于药物发挥作用

膏方加工有浸泡、煎煮、浓缩、收膏几个主要环节，每个环节都可以根据药物的不同特性采取相应的加工方法，既有群药共煎，也有单煎兑入或研粉冲入，群药久煎特别适宜以根茎为主的药物，通过长久煎煮中的物理化学作用，可以煎出有效成分。

2. 使用方便，满足长期治疗需要

膏方每次可以加工较大药量，现代化的高温包装可以长时间保存，便于需要长期治疗的患者用药。由于膏方组方灵活，特别

是在方中加入芳香醒脾和胃的砂仁、蔻仁、陈皮等，有助于长期用药患者保护脾胃；且加工后能改善口感，利于长期坚持用药，符合虚弱身体进行缓慢康复的原则。

六、为何心脏病患者不能过早停药？

有些心脏病患者不按医嘱吃药，而且不在少数，他们当中还有一些名人，包括美国前总统克林顿。克林顿尽管并不老，且受过良好的教育，他在离任时医生给他开了治疗心脏病的药，但他却在不久后就擅自停药，结果58岁那年不得已进行了心脏搭桥手术，医生表示，手术前克林顿的动脉血管已经严重堵塞变窄，如果不手术很有可能频繁出现心脏病的症状。事实上，大多数患者应该持续服药才能收到疗效。很多因素导致患者停药，除了药物价格贵外，还包括患者担心药物的不良反应过强、患者不注意以及认为自己病情缓和，不想让人以为自己是"药罐子"等。

七、为什么说冠心病舌下含药"悠着点"？

冠心病患者都知道，当心绞痛发作时，可采取舌下含药的方法缓解心绞痛，如含化硝酸甘油等。但有些患者用药后，效果不明显，影响舌下含药的效果是因为将药片含在口腔中，并未将药置于舌下，有些患者甚至将药片放在舌上面，殊不知，舌表面有舌苔和角化层，很难吸收药物。正确的舌下含药法是将药片咬碎后置于舌的下方，口腔干燥时，可饮少许水，以利于药物的吸收。因此，心绞痛发作时，要采取舌下含药而不是舌上面含药。另外，患者不宜在站立时舌下含药，否则会因血管扩张，血压降低，导

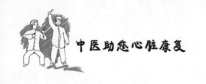

致脑血管供血不足而发生意外。

八、服用"救心药"的注意事项有哪些?

用于缓解心绞痛的"硝酸甘油""速效救心丸"或"消心痛"等药物，通常被称为"救心药"。但如果患者对"救心药"使用不当，就难以发挥其急救的作用。

1. 药物要"新"

患者随身携带的"救心药"要及时更换，不能失效。一般"救心药"的有效期是1年，硝酸甘油为半年。一旦发现这些药物变软、变黏、变色或破碎时，应立即更换，以免在急救时无效而影响治疗。防止"救心药"失效最简单的方法是，患者可每2～3个月内检查一次，若将其放在舌下含服后无昔日特有的"麻辣感、烧灼感、透心感"或"苦辣味"，则说明药物已失效，应及时更换。

2. 事不过三

出现心绞痛症状后，反复服用"救心药"不应超过3次。在"救心药"有效的情况下，患者在服药数分钟后，疼痛症状即可缓解。若患者在服"救心药"后，疼痛得不到缓解，则应在5分钟后再服1次。患者如此重复服药2～3次后，疼痛仍不能缓解，就要考虑其患的不是心绞痛，而可能是心肌梗死或其他病症，应立即去医院诊治。因此，"事不过三"应是常用"救心药"者的座右铭。

3. 药不离身

应随身携带"救心药"。白天，患者应把"救心药"固定放置在掏取方便的衣袋里（以内侧上衣袋为佳）；晚上，患者睡觉时应把"救心药"放在枕侧易取之处，以便在急用时伸手可得。

九、如何做到冠心病药物的合理应用？

许多冠心病患者，认为到医院看病医生让做一大堆检查，然后才开几天的药，很不值得，于是自己到药店买药，看说明书服药。或者今天听说什么药效果好，就买来试试，明天听说另一个药效果好，又试试……

其实，这些做法都是不对的。

防治冠心病心绞痛除避免各种诱发因素外，还要根据患者的病情及个体差异合理用药，只有如此，才能取得最佳疗效。

（1）分型治疗：根据心绞痛种类和病情选择硝酸酯类、β受体阻滞剂、钙拮抗剂或联合应用。

（2）剂量个体化：一般用药时先从小剂量开始逐渐增加，直至达到最佳疗效而无明显不良反应为止。因此，切不可因为吃了几天药效果不佳就对医生产生不信任感。

（3）合理选用药物：用药时，还要考虑是否伴有合并症，按医生处方服药。

（4）注意服药时间：一般来说，心绞痛的高发时间多在晨起或洗漱时，此时冠状动脉的张力比下午高，因而易引起血管收缩，使心肌供血量降低，因此，最好在起床前服药。

十、冠心病的用药禁忌有哪些？

冠心病是一种常见病、多发病。用于治疗冠心病的药物也很

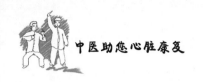

多，如硝酸甘油、速效救心丸等。但患者在用药治疗时必须注意以下事项，否则，有可能产生严重后果。

★ 忌在站立时含药。在心绞痛发作时，应立即舌下含服1片硝酸甘油或数粒速效救心丸。在含药时，应靠坐在宽大的椅子上，而不应站立，以免发生晕厥。

★ 伴有低血压、心动过缓、哮喘等的冠心病患者，忌用美托洛尔等β受体阻滞剂。长期服用β受体阻滞剂（如美托洛尔）的冠心病患者，不可突然停药，否则可加重病情。

★ 忌随意加减用药剂量。有些患者因治病心切，擅自加大用药剂量，结果适得其反。

★ 伴有青光眼的患者，应慎用或忌用硝酸甘油等硝酸酯类药物。

十一、为什么说冠心病用药当"到位"？

目前，冠心病心绞痛的治疗技术有了很大的进步，其中包括各种药物和手术治疗，但是绝大多数患者仍然以药物治疗为主，事实也证明，只要合理地用药，80%以上的冠心病心绞痛患者可以达到控制疾病发作的目的。但是，很多冠心病患者用药治疗不到位，只是简单地服些药物，难以控制病情。另外，有部分患者可能初期服用硝酸酯类药物后出现头痛、头胀，从而不能坚持用药。其实出现这种情况时，只要采取从小剂量开始，逐渐增加到常规用药量，即可避免不良反应发生，而不应轻易放弃这种有效药物。同样，有患者服用β受体阻滞剂后，心率一下降，立即停药。岂不知，临床上正是利用药物降低心率的这一特点，达到缓解病情的目的。所以，只要心率不低于 50 次 / 分钟，或不出现头晕、胸闷等不适，就应坚持服药。

十二、口服调脂药物要注意哪些事项？

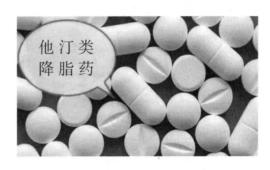

他汀类
降脂药

★ 要正确选择调脂药物，凡以胆固醇和低密度脂蛋白为主的血脂异常，首选他汀类调脂药；以三酰甘油为主的血脂异常，首选贝特类调脂药；混合型血脂异常要看以哪种为主酌情选用。

★ 要做到个体化和长期用药。依据血脂水平和心血管病情况决定选择的药物和起始剂量。首次用药 4 ~ 8 周后复查肝功能和血脂水平，适当进行调整。以后每 3 ~ 6 个月复查 1 次。

★ 要将药物治疗与生活方式调理密切结合。不要忘记节食、运动等。血脂达到理想水平后，可以在医生指导下使用维持剂量，很多患者可以使用小剂量维持。如无严重不良反应或特殊理由不应停药。

★ 少数患者可能出现肝功能异常及肌肉损伤，治疗期间必须监测肝功能和肌酸激酶。如谷丙转氨酶超过正常上限的 3 倍，应暂停给药，停药后仍需每周复查肝功能，直至恢复正常。在用药过程中注意有无肌痛、肌压痛、肌无力、乏力和发热等症状，血清肌酸激酶升高超过正常上限的 5 倍应停药。

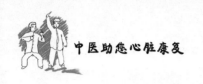

十三、应用降压药物的注意事项是什么？

★ 坚持长期服药。高血压病是一种慢性疾病，病程长。虽然高血压可以很好得到控制，但目前高血压还不能治愈。服用降压药后，血压降到正常，并不是高血压病痊愈了，而是降压药物作用的结果。我们经常会遇到一些患者服几天降压药，血压降到正常就不服药了，几天后血压又升高了，就再开始服药，这种服服停停的方法是错误的，不但达不到治疗的目的，还有危险。停药后血压会升得更高，甚至会超过治疗前的水平，这种现象叫做"反跳"。血压"反跳"得太高，很容易出现高血压脑病、脑出血等严重并发症，因此，高血压患者若平时血压较高时，降压治疗是必要的，但需在专科医生指导下，坚持长期服药。

★ 条件允许，可自备血压计及学会自测血压。定期测量血压，1 ~ 2 周应至少测量 1 次。

★ 定时服用降压药，自己不随意减量或停药，可在医生指导下根据病情给予调整，防止血压反跳。

★ 除服用适当的药物外，还要注意劳逸结合，平衡饮食，适当运动，保持情绪稳定，睡眠充足。

第七节　辨证施膳

一、为什么要辨证施膳？

合理膳食是指一日三餐所提供的营养必须满足人体的生长、发育和各种生理、体力活动的需要。冠心病患者合理安排膳食结构至关重要，是预防疾病发生发展的重要措施。大规模的调查表明，不合理的膳食结构和继发性载脂蛋白异常是引起动脉粥样硬化的重要因素。辨证施膳是中医药膳疗法的特色和优势，以中医辨证论治为基础，根据患者不同证候，利用食物的性味调整阴阳偏盛偏衰，将药疗和食疗有机地结合，以达到辅佐药物、扶助正气、祛除病邪、恢复健康的目的。

二、心脏病膳食原则是什么？

（1）食物多样化，粗细搭配，平衡膳食。

（2）总能量摄入与身体活动要平衡，保持健康体重，体重指数（BMI）保持在 18.5 ～ 24。

（3）低脂肪、低饱和脂肪膳食。膳食中脂肪提供的能量不超过总能量的 30%，其中饱和脂肪酸不超过总能量的 10%，尽量减少摄入肥肉等肉类食品和奶油，尽量不用椰子油和棕榈油。每日烹调油用量控制在 20 ～ 30 g。

（4）尽可能地减少反式脂肪酸的摄入。反式脂肪酸摄入量控制在不超过总能量的 1% 为宜。少食含有人造黄油的糕点、含有起酥油的饼干和油炸油煎食品。

（5）摄入充足的多不饱和脂肪酸（6 ～ 10% 总能量）。适量使用植物油（25 g/ 人 / 天），每周食用 1 ～ 2 次鱼类。提倡从自然食物中摄取 n–3 脂肪酸，不主张盲目补充鱼油制剂。

（6）摄入适量的单不饱和脂肪酸。单不饱和脂肪酸摄入量控制在总能量的 10% 左右。适量选择富含油酸的橄榄油、茶油、米糠油等烹调用油。

（7）低胆固醇。膳食胆固醇摄入量不应超过 300 mg/ 天。限制

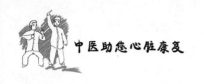

富含胆固醇的动物性食物，如动物内脏、蛋黄、鱼子、鱿鱼、墨鱼等。

（8）蛋白质要择优。蛋白质占总热能的 12% 左右，其中优质蛋白占 40% ~ 50%，优质蛋白中，动物性蛋白和植物性蛋白各占一半。蛋类每天一个即可，瘦肉 50 g，鱼 100 g。

（9）碳水化合物以粗杂粮加豆类为主。每餐 100 g 主食即可。多选用复合碳水化合物，多吃粗粮，精细搭配，少食单糖、蔗糖和甜食。

（10）限盐。每天食盐不超过 6 g，包括味精、防腐剂、酱菜、调味品中的食盐，提倡食用高钾低钠盐（肾功能不全者慎用）。

（11）每天钾摄入量为 70 ~ 80 mmol。每天通过摄入大量蔬菜水果获得钾盐。

（12）足量摄入膳食纤维。每天摄入 25 ~ 30 g，从蔬菜水果和全谷类食物中获取。

（13）足量摄入新鲜蔬菜（400 ~ 500 g/ 天）和水果（300 ~ 400 g/ 天），包括绿叶菜、十字花科蔬菜、豆类、水果。

（14）充足丰富的抗氧化蔬菜、水果和菌类。不同颜色的蔬菜中，最好的是深绿色、红黄色、深紫色的蔬菜（紫甘蓝、紫茄子）。例如，红青椒比绿青椒维生素 C 高 1 倍。水果中的紫葡萄、草莓、石榴、蓝莓等都有抗氧化作用。蔬菜、水果是维生素、钙、钾、镁、纤维素和果胶的丰富来源。每餐保证不同色彩的蔬菜 3 种，每天吃水果 4 次或鲜榨的果蔬汁 2 ~ 3 杯。

（15）禁烟、限酒。成年男性饮用酒精量 ≤ 25 g ／天（相当于啤酒 750 mL，或葡萄酒 250 mL，或高度白酒 50 g，或 38° 白酒 75 g）。成年女性饮用酒精量 ≤ 15 g ／天（相当于啤酒 450 mL，或葡萄酒 150 mL，或 38 度白酒 50 g）。酒精量（g）= 饮酒量（mL）× 酒精含量（%）× 0.8（酒精比重）。

（16）应用营养补充剂。补充多种营养补充剂，特别是 B 族维生素中的 B$_1$、维生素 B$_2$、维生素 B$_6$，叶酸，维生素 B$_{12}$，可降低同型半胱氨酸水平。另外，维生素 E、维生素 C、β 胡萝卜素等抗氧化的维生素及微量营养素都应坚持补充。

三、高纤维素食物有哪些？

膳食纤维是指不能被人体消化道酵素分解的多糖类及木植素。纤维素比重小、体积大，进食后充填胃腔，需要较长时间消化，可以延长胃排空的时间，使人容易产生饱腹感，从而减少热量的摄取；同时膳食纤维减少了摄入食物中的热量比值；纤维素在肠内会吸引脂肪而随之排出体外，有助于减少脂肪积聚。

我们平时所吃的水果、蔬菜里面也含有很丰富的纤维素。

● 谷物含 4% ~ 10%，从多到少排列为小麦、大麦、玉米、荞麦、薏米、高粱米、黑米。

● 豆类含 6% ~ 15%，从多到少排列为黄豆、青豆、蚕豆、芸豆、豌豆、黑豆、红小豆、绿豆。

无论谷类、薯类还是豆类，一般来说，加工得越精细，纤维素含量越少。

● 蔬菜中笋类含量最高，笋干的纤维素含量达到 30% ~ 40%，辣椒超过 40%。其余含纤维素较多的有蕨菜、菜花、菠菜、南瓜、白菜、油菜菌类（干）。纤维素含 30 % 以上的按照从多到少的排列为发菜、香菇、银耳、木耳。此外，紫菜的纤维素含量也较高，

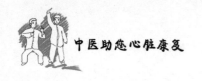

达到20%。

● 坚果含3% ~ 14%，含量10 % 以上的有黑芝麻、松子、杏仁。水果含量最多的是红果干，纤维素含量接近50%，其次有桑葚干、樱桃、酸枣、黑枣、大枣、小枣、石榴、苹果、鸭梨。

各种肉类、蛋类、奶制品、油、海鲜、酒精饮料、软饮料都不含纤维素；各种婴幼儿食品的纤维素含量都极低。

四、按照嘌呤含量，食物分类有哪些？

嘌呤是存在于人体内的一种物质，主要以嘌呤核苷酸的形式存在，在能量供应、代谢调节及组成辅酶等方面起着十分重要的作用。嘌呤是有机化合物，无色结晶，在人体内嘌呤氧化而变成尿酸，人体尿酸过高就会引起痛风。一般食物可分为低嘌呤、中嘌呤和高嘌呤三类。

● **低嘌呤食物**。低嘌呤食物是指每100克含嘌呤小于25毫克的食物。低嘌呤食物可放心食用。每100克食物嘌呤含量小于50毫克的有五谷类：米、麦、高粱、玉米、马铃薯、甘薯、通心粉；蛋类：鸡蛋、鸭蛋、皮蛋；奶类：牛奶、乳酪、冰激凌；饮料：汽水、巧克力、可可、咖啡、麦乳精、果汁、茶、蜂蜜、果冻；以及各种水果、蔬菜和油脂等。

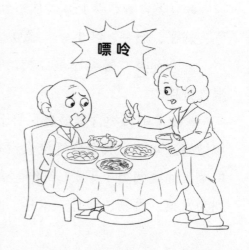

● **中嘌呤食物宜限量食用。** 每100克食物中含50 ~ 150毫

克嘌呤的为中嘌呤。肉类：鸡肉、猪肉、牛肉、羊肉、鱼、虾、螃蟹；豆类：黑豆、绿豆、红豆、花豆、碗豆、菜豆、豆干、豆腐，以及笋干、金针菇、银耳、花生、腰果、芝麻等。

●**高嘌呤食物应禁忌**。每 100 克食物中含 150 ~ 1 000 毫克嘌呤的食物为高嘌呤。肉类和内脏如牛肝含 233 毫克、牛肾含 200 毫克、胰脏含 825 毫克。各种肉、禽制品的浓汤和清汤含 160 ~ 400 毫克。

五、药膳常用药物有哪些？

（1）补气药：人参、党参、太子参、黄芪、白术、山药、扁豆、饴糖、甘草等。

（2）补阳药：鹿茸、鹿鞭、黄狗肾、海马、蛤蚧、紫河车、杜仲、肉苁蓉、冬虫夏草、胡桃仁等。

（3）补血药：当归、熟地黄、何首乌、桑葚、龙眼肉、枸杞子等。

（4）滋阴药：沙参、明党参、麦冬、百合、龟板、鳖甲、黄精等。

（5）活血通络药：三七、川芎、丹参、牛藤、三七根等。

（6）舒筋活络药：木瓜、伸筋草、丝瓜络、白花蛇、乌梢蛇等。

（7）平肝药：天麻、地龙、白芍等。

（8）利水消肿药：茯苓、泽泻、薏苡仁、赤小豆、冬瓜皮、玉米须、车前草、金钱草、猪苓等。

（9）行气通便药：佛手、木香、檀香、荔枝核、薤白、火麻

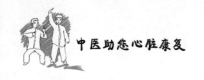

仁、番泻叶、芦荟、蜂蜜、草果、砂仁、橘皮等。

（10）消食药：山楂、鸡内金、麦芽、谷芽、莱菔子等。

（11）安神药：酸枣仁、柏子仁、灵芝、夜交藤、莲子、灯心草等。

（12）壮腰健肾药：桑寄生、益智仁、芡实、菟丝子、仙茅、山萸肉、银杏等。

（13）清热解毒药：薄荷、菊花、葛根、桑叶、芦根、莲子心、生地黄、玄参、牡丹皮、金银花、蒲公英、鱼腥草、土茯苓、金荞麦、决明子、夏枯草等。

六、食药两用中药有哪些？

丁香、八角茴香、刀豆、小茴香、小蓟、山药、山楂、马齿苋、乌梢蛇、乌梅、木瓜、火麻仁、代代花、玉竹、甘草、白芷、白果、白扁豆、白扁豆花、龙眼肉（桂圆）、决明子、百合、肉豆蔻、肉桂、余甘子、佛手、杏仁（甜、苦）、沙棘、牡蛎、芡实、花椒、赤小豆、阿胶、鸡内金、麦芽、昆布、枣（大枣、酸枣、黑枣）、罗汉果、郁李仁、金银花、青果、鱼腥草、姜（生姜、干姜）、枳子、枸杞子、栀子、砂仁、胖大海、茯苓、香橼、香薷、桃仁、桑叶、桑葚、橘红、桔梗、益智仁、荷叶、莱菔子、莲子、高良姜、淡竹叶、淡豆豉、菊花、菊苣、黄芥子、黄精、紫苏、紫苏籽、葛根、黑芝麻、黑胡椒、槐米、槐花、蒲公英、蜂蜜、榧子、酸枣仁、鲜白茅根、鲜芦根、蝮蛇、橘皮、薄荷、薏苡仁、薤白、覆盆子、广藿香等。

七、中医食疗的概念是什么?

食疗，是我国中医药宝库的重要组成部分，具有悠久的历史和丰富的内容，是在中医药理论指导下，以食物性味理论为依据，根据不同的体质或疾病，选取具有一定保健治疗作用的食物或药食两用食材，通过合理的烹调加工，使之成为具有一定的色、香、味、形及养生疗疾效能的膳食。广义的食疗还包括将药物与食物相配伍，采用适宜的烹调技术制作成膳食，通常称之为"药膳"，取药物之性，食物之味，借助食品的形式，达到保健强身、促进康复、治病延年的目的。

八、食疗烹调原则是什么?

食疗烹调应以清淡为原则，具体烹饪方法则多选择以水为媒介的煮、炖、蒸等，主要为粥、羹、汤饮等含汁量多，容易消化的剂型，选料应坚持卫生、道地、鲜活、合乎时令的原则，食用时间应以饭前空腹为主，也可配餐食用，以"饥中饱，饱中饥"的七八成饱为度。食疗作为膳食形式，要求一定的色、香、味、形，不仅能达到保健强身、防病治病的目的，而且还能给人感官、精神上以享受，"食""养""医"相结合，在疾病预防治疗中的作用不可小觑。

九、食疗也讲究四气五味和功效吗?

食疗也讲究四气五味和功效。

★ **温性食物**：补中益气，健脾养胃，补肾填精，养心安神，

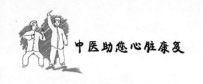

解毒散瘀等。如：韭菜、生姜、葱白、红茶、栗子、鸡肉、芒果、荔枝、大枣、桃子、杨梅、核桃、山楂等。

★ **热性食物**：温中散寒，温肾壮阳。如：狗肉、羊肉、黄鳝、辣椒、樱桃、榴莲等。

★ **凉性食物**：清热解毒，凉血通络，利尿消肿。如：薏苡仁、绿豆、豆腐、豆腐皮、腐竹、芹菜、菠菜、西红柿（微凉）、白萝卜（生）、丝瓜、黄瓜、冬瓜、黄花菜、金针菇、西兰花、鸭蛋、鸭肉、水牛肉、梨、苹果（微凉）、火龙果、绿茶、菊花、金银花、胖大海、决明子等。

★ **寒性食物**：生津润燥，清热解毒，软坚散结，利水。如：藕（生）、马齿苋、鱼腥草、芦荟、绿豆芽、黄豆芽、苦瓜、山慈姑（微寒）、松花蛋、螃蟹、牡蛎肉、鸭血、哈密瓜、西瓜、柚子、猕猴桃、苦丁茶、大黄、黄柏、牡丹皮等。

★ **平性食物**：滋阴健脾和胃，补益气血，生津润燥，除湿利水，养血安神。如：大米、大麦、玉米、燕麦、黑芝麻、番薯、黄豆、扁豆、蜂蜜、甘草、土豆、胡萝卜、豇豆、鸡蛋、鹌鹑蛋、猪肉、鹌鹑肉、蛇肉、鲫鱼、银鱼、菠萝、葡萄、橄榄、葵花籽、榛子、腰果、牛奶、酸奶、枸杞子等。

五味：一是指药物的真实滋味，包括辛、甘、酸、苦、咸五种基本滋味；二是指药物的作用。除五种基本滋味以外，还有淡味、涩味。习惯上淡附于甘，涩附于酸，故称"五味"。

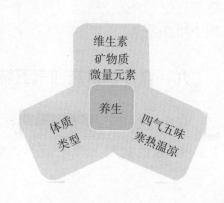

● 辛味能散即发散，能行即

行气、行血。如：辣椒、葱、姜、韭菜、蒜等。

●甘味能补即补益，能缓即缓急止痛，能和即调和药性、和中、解毒。如：人参、熟地黄、蜂蜜、甘草、大枣等。

●酸味能收即收敛，能涩即固涩，即收敛固涩作用。另外，酸味药还具有生津、开胃、消食、安蛔等作用。如：乌梅、梨、柠檬、葡萄、山楂、石榴等。

●苦味能泄即清泄、降泄、通泄，能燥即燥湿（苦温燥湿、苦寒燥湿）。如：苦杏仁、菊花、番泻叶、陈皮等。

●咸味能软，即咸味有软坚散结的作用，能下即咸味有泻下的作用。如：昆布、马鹿茸、牡蛎、石决明、鳖甲、龟甲等。

十、药膳食用禁忌有哪些？

1. 中药配伍禁忌

药膳的主要原料之一是中药。目前临床应用的 5 000 多种常用中药中，有 500 多种可作为药膳原料。如人参、当归、天麻、杜仲、枸杞子等。这些中药在与食物配伍、炮制和应用时都需要遵循中医理论。药膳的中药配伍禁忌，遵循中药本草学理论，一般参考"十八反"和"十九畏"。"十八反"：甘草反甘遂、大戟、海藻、芫花；乌头反贝母、瓜蒌、半夏、白蔹、白及；藜芦反人参、沙参、丹参、玄参、苦参、细辛、芍药。"十九畏"：硫黄

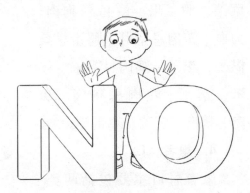

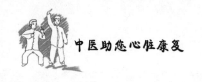

畏朴硝，水银畏砒霜，狼毒畏密陀僧，巴豆畏牵牛，丁香畏郁金，川乌、草乌畏犀角，牙硝畏三棱，官桂畏赤石脂，人参畏五灵脂。

2. 中药与食物配伍禁忌

药物与食物的配伍禁忌是古人的经验总结，后人多遵从于此。其中有些禁忌虽还有待于科学证明，但在没有得出可靠的结论前还应参照传统说法，以慎用为宜。一般发汗药应禁生冷，调理脾胃药禁油腻，消肿理气药禁豆类，止咳平喘药禁鱼腥，止泻药禁瓜果。这些禁忌主要包括：猪肉反乌梅、桔梗、黄连、百合、苍术；羊肉反半夏、菖蒲、丹砂；狗肉反商陆，忌杏仁；鲫鱼反厚朴，忌麦冬；猪血忌地黄、何首乌；猪心忌吴茱萸；鲤鱼忌朱砂；雀肉忌白术、李子；葱忌常山、地黄、何首乌、蜜；蒜忌地黄、何首乌；萝卜忌地黄、何首乌；醋忌茯苓；土茯苓、威灵仙忌茶等，这些在药膳应用中可作参考。

3. 食物与食物配伍禁忌

古人对食物与食物的配伍也有一些忌讳，其道理虽不充分，但在药膳应用中可作参考。这些禁忌是：猪肉忌荞麦、鸽肉、鲫鱼、黄豆；羊肉忌醋；狗肉忌蒜；鲫鱼忌芥菜、猪肝；猪血忌黄豆；猪肝忌荞麦、豆酱、鲤鱼肠子、鱼肉；鲤鱼忌狗肉；龟肉忌苋菜、酒、果；鳝鱼忌狗肉、狗血；雀肉忌猪肝；鸭蛋忌桑椹子、李子；鸡肉忌芥末、糯米、李子；鳖肉忌猪肉、兔肉、鸭肉、苋菜、鸡蛋等。

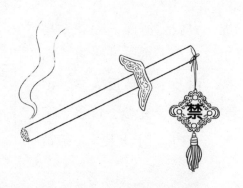

4. 患者忌口

患者忌口主要包括两类：

一类是某种病忌某类食物。如：肝病忌辛辣，心病忌咸，水肿忌盐，骨病忌酸甘，胆病忌油腻等。另一类是指某类病忌某种食物。如凡症见阴虚内热、痰火内盛、津液耗伤的患者，忌食姜、椒、羊肉之温燥发热饮食；凡外感未除、喉疾、目疾、疮疡、痧痘之后，当忌食芥、蒜、蟹、鸡蛋等发风动气之品；凡属湿热内盛之人，当忌食饴糖、猪肉、酪酥、米酒等助湿生热之饮食；凡中寒脾虚、大病、产后之人，西瓜、李子、田螺、蟹、蚌等积冷损之饮食当忌之；妊娠期禁用破血通经、剧毒、催吐及辛热、滑利之品。忌口之说有些已被证明是有道理的，有些则不合实际，在药膳应用中仅供参考。

第八节　戒烟处方

一、戒烟对心血管患者的好处有哪些？

吸烟使猝死率的相对危险升高 3 倍以上，是猝死的最重要危险因素。研究显示，戒烟 1 年使冠心病发病风险降低 50%，心肌梗死后的死亡风险降低 46%。

1. 短期（＜1 年）效益

戒烟使白细胞计数下降，血小板聚集率下降，血纤维蛋白原浓度下降，血 HDL-C 水平增加，使动脉顺应性改善，心肌梗死患者冠状动脉内皮功能改善。戒烟 2 个月，血压和心率开始下降；戒烟 6 个月，心血管疾病各危险参数值降低、动脉僵硬度改善；戒烟 1 年，冠心病发病风险降低 50%。

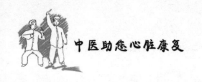

2. 长期（>1年）效益

戒烟使冠心病远期死亡风险降低 36%，远高于任何一项其他二级预防措施。戒烟使心肌梗死后的死亡风险降低 46%，冠状动脉介入治疗后心血管死亡相对风险降低 44%，冠状动脉旁路移植术后心血管死亡相对风险降低 75%，发生心脏骤停的绝对风险降低 8%，因心力衰竭再住院或死亡风险降低 40%。

二、科学的戒烟方法是什么？

为了您和他人的健康，请远离香烟！医生会从询问、建议、评估、制定、随访等方面制定科学的戒烟处方。

三、"老烟枪"如何危害心脏？

今天，冠心病患者日益增多，原因之一是与吸烟有关。问询前来医院就诊的患者，发现不少是"老烟枪"。据临床病例对照和实验研究证明，吸烟是冠心病的主要危险因素。男性吸烟者的心血管病发病率和死亡率较不吸烟者增加 1.6 倍。吸烟者致死性和非致死性心肌梗死的相对危险较不吸烟者高 2.3 倍。与不吸烟者相比，每日吸烟 20 支以上者冠心病总发生率增加 2～3 倍。

一支香烟点燃时大约释放 6 800 种化学物质，其中，对人体健康有害物质约 3 800 种。其中，烟雾中的尼古丁和一氧化碳是公认的引发冠心病的主要有害因素。吸烟可损伤血管内皮细胞，引起周围血管及冠状动脉收缩、管壁变厚、管腔狭窄和血流减慢，造成心肌缺氧。尼古丁是烟中最主要的成分，是一种毒性生物碱，它会引起儿茶酚胺的释放，使吸烟者的末梢血管收缩，收缩压及舒张压上升，心跳变快，心肌耗氧量上升，加重心脏负担。以上这些都可能促进冠心病的发生和发展。

由此可见，在预防和治疗心脏病中，戒烟是最重要的干预措施。戒烟可降低冠心病死亡率为 36%，降低风险 35% ~ 40%，其作用至少与二级预防中应用阿司匹林、他汀类、β 受体阻滞剂、血管紧张素转换酶抑制剂相似。对于冠心病患者，一方面去医院积极用药治疗，另一方面便是戒烟。

四、为什么说尼古丁依赖是一种慢性疾病？

尼古丁依赖已被世界卫生组织明确界定为一种神经精神疾病，它是一种精神活性物质滥用导致的疾病，主要是由于个体反复摄取尼古丁（持续吸烟）所致的一种慢性、高复发性的综合征。吸烟成瘾者对烟草有强烈的渴求，其本质即尼古丁依赖性和心理依赖性。

尼古丁是一种生物碱，极易由口腔、消化道、呼吸道黏膜和皮肤吸收。吸烟者吸入的尼古丁有 90% 在肺部吸收，其中 25% 在 10 秒钟内即随血流进入大脑，与乙酰胆碱受体特异性结合后，刺激多巴胺的急剧、短期释放，产生同吸烟有关的短期奖赏和愉悦满足感。不吸烟时，体内多巴胺水平下降，人会出现烦躁不安、易怒等反应和吸烟欲望，渴求再次吸烟使尼古丁恢复到一定水平。所以吸烟者每 30 ~ 40 分钟就需要吸一支烟，以维持大脑尼古丁稳定水平。吸烟者由于长期通过吸烟形式摄入尼古丁，致使脑内的尼古丁酰胆碱受体发生适应性改变，机体对尼古丁产生耐受性，即必须吸入更多的尼古丁以达到和以前同样的舒适感，形成烟瘾。

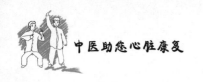

五、中医穴位贴敷戒烟有效吗？

人体表皮下的真皮有 95% 是血管丰富的结缔组织，活跃的血液循环能够快速运转药物。将中药中的芳香性药物敷于局部，可使透皮能力提高 8 ~ 10 倍，促进被动扩散，增强表皮脂膜对药物的吸收率。通过利用中药药性和穴位疗法的双重作用原理，中药穴位贴敷戒烟疗法能够调节并恢复中枢神经系统生理功能，减少直至阻断尼古丁与生成多巴胺的受体结合，阻断因多巴胺带来的平静愉悦感，使吸烟者不再依赖尼古丁。中药穴位贴敷具有调神宁心、祛痰止咳、健脾和中、润肺柔肝之效，可平衡阴阳，控制烟瘾。中药贴敷选用穴位精简，易于操作，多选用甜美穴及列缺，亦有配合足三里及三阴交等，根据患者辨证特点以交通阴阳，补脾胃后天之本或滋养阴血。

六、耳穴疗法戒烟如何？

中医认为，耳郭就像是一个倒置的胎儿，相当于人体的一个缩影，全身五脏六腑、皮肤九窍、四肢百骸等部位都通过经络与耳郭有密切联系。加上整个耳朵神经分布比较丰富，因而通过对耳部某些与人体相对应部位轻缓而持久的刺激，可起到调节全身功能的作用。刺激耳穴可达到调理肺气、镇静安神的作用，能消除或阻断慢性吸烟者烟瘾，改善戒烟所带来的烦躁不安等戒断综合症状，从而达到戒烟目的。

七、中医如何治疗戒断综合征?

中药中补气安神、镇惊息风、解痉止痛的药物如人参、附子、川芎、钩藤、天麻、洋金花、延胡索等有明显的镇静、镇痛及改善戒断症状的作用,其中人参的有效成分人参皂苷能阻止吗啡酮的生成,提高肝脏中谷胱甘肽水平,解除吗啡对脑内释放神经递质的抑制,从而有效地缓解戒断症状。甘草、薄荷、鱼腥草是戒烟方中最常用的 3 种药物。

第九节 中西医健康教育的实施方法

一、如何进行程序化健康教育?

设计良好的教育方案能增加患者的医学知识,健康教育应遵循各种指南,确保教育成功,以下对提高健康教育的效果十分重要。①确定基本理解能力;②激发求知欲望;③应用证据;④有计划的教育策略,如计算机辅助教育是最新的患者教育方法;⑤制定患者长期行动计划;⑥家庭成员对患者教育的配合;⑦提醒、重复和强化。

二、健康教育效果的评价指标是什么?

血脂、血压指标达标率、知信行水平、生存质量、成本—效益分析等是健康教育效果的主要评价指标。

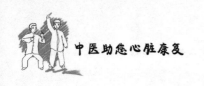
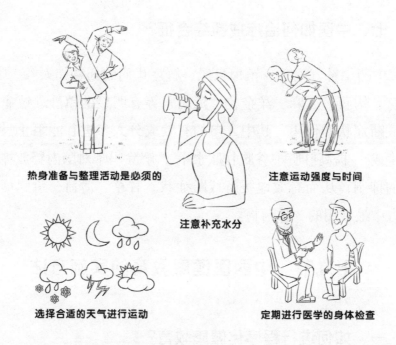

热身准备与整理活动是必须的　　　　注意运动强度与时间

注意补充水分

选择合适的天气进行运动　　　　定期进行医学的身体检查

三、心脏康复教育的目的是什么?

康复教育的目的是让患者对自身疾病有简单的了解，认识到心脏康复是一种综合医疗手段，应该包括运动康复、营养支持、呼吸锻炼、心理干预、疼痛管理、睡眠管理、戒烟干预、常规心血管药物治疗、中医药干预管理等方面，通过各种形式的心脏康复教育（推荐方式：康复手册、微信公众号、微视频、康复 PPT等），逐渐形成一种全面关注的康复理念，通过宣教使患者对手术场景及过程预知晓，缓解手术前后焦虑与抑郁状态，学会自我管理。

四、健康教育应掌握的主要内容是什么？

1. 对本身疾病的认识。

2. 心脏康复的意义。

3. 建立康复理念。

4. 心脏康复的方法。

5. 心脏康复的监测。

6. 应急事件识别和家庭处理。

五、如果有冠心病发作的征兆时应采取哪些措施？

1. 停止正在从事的任何事情。

2. 马上坐下或躺下。

3. 如果症状 1 ～ 2 分钟没有开始缓解，采取下一步。

4. 如果有硝酸甘油，舌下含服 1 片，预计 3 ～ 5 分钟后缓解。如果不适持续存在或加重，舌下加用 1 片硝酸甘油。

5. 再等 5 分钟，必要时再含化 1 片硝酸甘油。

6. 如果没有硝酸甘油，马上呼救，呼喊附近的人，让他们拨打求救电话。

六、冠心病可以预防吗？

冠心病的形成涉及多种因素，主要分为不可逆转因素和可逆转因素，前者主要包括遗传、年龄和性别；后者主要有高血压、高脂血症、吸烟、肥胖、体力活动少和心理精神因素等。现代医学研究证实，在冠心病形成的众多因素中，高血压、高脂血症、

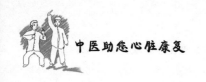

吸烟、肥胖是主要致病因素，这些都可以改变纠正。多年的临床与基础研究表明，冠心病的病理基础如动脉粥样斑块可以消退，积极防治冠心病的危险因素，可降低冠心病的死亡率。

七、为何说预防冠心病应从儿童开始？

冠心病的病因是动脉粥样硬化，而这一发展过程始于儿童时期，经过一个漫长的无症状的潜伏期，至成年时方出现明显的临床表现，这些病变在早期是可逆的，进入晚期后则成为不可逆的变化。因此，预防冠心病的最佳时期，应在儿童时期。

第十节 睡眠康复

吃好还要睡好，失眠对心脏的影响，失眠的痛苦大家都清楚。

一、什么是睡眠障碍？

睡眠障碍是常见现象，比例高达35%，60岁以上的老年人57%会出现睡眠障碍，一些城市中2～6岁儿童发生睡眠障碍者占27%～50%。此外，孕妇在妊娠末期睡眠障碍的发生率可达75%，而一些脑卒中、帕金森病、糖尿病以及精神病患者也会出现不同程度的睡眠障碍。睡眠

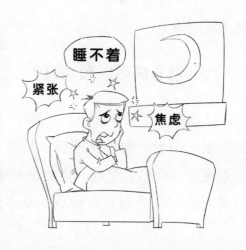

障碍者中有 55.5% 的患者存在不同程度的社会功能障碍。

睡眠障碍通常分为 4 大类。

★ 睡眠的启动与维持困难（失眠）。

★ 白天过度睡眠（嗜睡）。

★ 24 小时睡眠 – 觉醒周期紊乱（睡眠 – 觉醒节律障碍）。

★ 睡眠中异常活动和行为（睡行症、夜惊、梦魇）。

失眠通常是指患者对睡眠时间和（或）质量不满足并影响日间社会功能的一种主观体验。失眠表现为入睡困难（入睡时间超过 30 分钟）、睡眠维持障碍（整夜觉醒次数 ≥ 2 次）、早醒、睡眠质量下降和总睡眠时间减少（通常少于 6 小时），同时伴有日间功能障碍。失眠根据病程分为：急性失眠（病程 < 1 个月），亚急性失眠（病程 ≥ 1 个月，< 6 个月），慢性失眠（病程 ≥ 6 个月）。失眠按病因分为原发性和继发性两类。原发性失眠通常缺少明确病因，或在排除可能引起失眠的病因后仍遗留失眠症状，主要包括心理生理性失眠、特发性失眠和主观性失眠 3 种类型。

二、为何说睡眠康复是心脏康复的重要内容？

睡眠时间长短及睡眠质量与心血管疾病的发病率、死亡率关系密切。睡眠康复是心脏康复的重要内容。

人的一生约有 1/3 在睡眠中度过，据世界卫生组织调查，世界范围内约 1/3 的人睡眠质量差或睡眠打鼾。睡眠健康和打鼾关系到心脏健康。

睡眠不足（失眠）与过多（思睡）可能通过交感神经功能亢进、内分泌和代谢紊乱以及炎症状态的形成影响心脏健康。睡眠

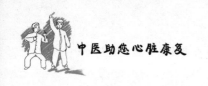

时间长短及睡眠质量与心血管疾病的发病率、死亡率关系密切。睡眠质量和焦虑、抑郁有着双向的关系，焦虑的情绪会影响睡眠，而失眠者大多有抑郁的症状，间接导致冠心病的风险增高。

研究表明，睡眠时间的长短、打鼾与心血管疾病的死亡率有密切关系。许多难治性高血压患者有打鼾暂停现象，其还导致白昼思睡、内分泌紊乱、炎症状态，还有反复缺氧的直接袭击。这些均增加了心脏猝死、心肌梗死、心律失常乃至死亡的风险。每天睡眠时间和打鼾时间少于 4 小时或超过 10 小时，其死亡率增加 1.5 ~ 2 倍。很多人心脏病发作，甚至威胁生命的发作，是在睡眠的时候。许多人在夜早晨 2 点或者 3 点左右发病，因为在这个时候人的身体血液循环比较慢，易出现血流不畅、血栓等症状。有统计显示，我国心脏猝死中，30% 猝死于午夜到早晨 6 时；全球每天有 3 000 多人发生与睡眠呼吸暂停相关的夜间死亡。研究表明，心脏病猝死、高血压均与睡眠时间长短相关联。

三、服安眠药要注意哪些事项？

（1）几乎所有的安眠药长期连续使用都会产生耐受性和依赖性，在突然停药时可能会导致更严重的失眠，因此应严格控制及使用，不要一出现失眠就服用安眠药，应该减少用量或短期应用。主要靠非药物治疗。

（2）长期服用某一种药物，可产生耐受性，可定期调换药物。

（3）作用时间较长的镇静催眠药物，用后常有延续效应，如出现头晕、困倦、精神不振、嗜睡的现象。对于从事机械工作的人会形成潜在的操作失误的危险。

（4）其他如抗组胺药、镇痛药、酒精等，与本类药物合用时能增强对中枢的抑制作用，特别是与酒精同时服用，对中枢神经系统有协同抑制作用，可出现不良后果。

四、有氧运动有助于睡眠吗？

有氧运动让睡眠更香。国内外睡眠医学研究已证实，每天下午4时左右进行有氧运动30分钟，可使夜间"睡得香"。常见的有氧运动项目有步行、快走、慢跑、骑自行车、打太极拳等。

有氧运动可改善大脑功能（振奋精神、镇静止痛和降低焦虑抑郁反应），由脑垂体分泌释放一种强大的 β–内啡肽（类似吗啡类激素），经医学证明等量内啡肽的镇痛作用要比吗啡强200倍，是最好的生理性振奋精神剂和镇痛剂；运动可提高中枢神经系统兴奋或抑制能力，改善大脑皮质和神经、体液的调节功能。有氧运动中机体的代谢活动增加，有助于减轻特定应激源的生理性反应，减缓紧张、焦虑抑郁情绪。因此，有氧运动可以作为治疗心理疾病的一种方法，并能改善和促进睡眠。

第十一节　中西医结合心脏康复远程管控系统

一、为什么要进行远程监控？

作为威胁人类健康和生命的主要疾病之一，我国心血管疾病患病率仍然处于上升阶段，关键在于康复预防。

心血管疾病的住院时间短暂，绝大部分在家庭，然而心脏病

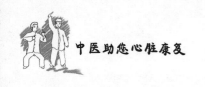

具有"隐匿性"和"突发性"，常常需要实时的心电监测和诊断。

改变生活方式和有效药物治疗将降低患者再发心血管事件的风险，显著改善患者整体健康水平。很多患者并不能做到坚持改变生活方式和药物治疗，这就需要临床医生建立慢病随访系统、应用互联网及手机终端等电子产品，通过互联网进行随时沟通，监测运动时心率，定期随访，指导患者改变生活方式，根据病情适当调整药物治疗方案，定期进行健康教育，提高心脏康复依从性。

二、什么是远程家庭心脏康复？

远程家庭心脏康复是一种新型的智能感知康复模式，它综合运用现代医学技术、计算机网络技术、云计算技术、现代远程通信技术，在家里采集患者的心率、心电图、运动量等，并将这些信息显示在手机上，通过无线网络自动发送到个人电子健康系统中，便于服务中心、医护人员和亲友及时掌握用户健康状况，动态跟踪患者的身体状况，给予简便沟通与监督的机会。

三、心脏病随访和管理的意义是什么？

心脏病长期个体化随访和管理至关重要，其目标和任务是运用中医四诊合参方法对心脏病进行证候辨识、体质测评和心血管功能评估，指导心脏病患者进行康复运动、情志管理、辨证膳食、睡眠、戒烟等，以及适合自行操作的中医技术；建立居民健康档案，监测和预警并对急性心血管事件开通绿色通道；及时进行应急处理，提高心脏康复疗效，改善生活质量。随访方式主要有诊室随访和远程监测两种。诊室随访由专科医师和（或）从事心脏康复的医护技术人员，在三级诊疗体系的诊室进行随访。远程随访包括远程询问和远程监测两方面内容。

最后，祝心脏病病友身体健康。

请扫描二维码与我们联系，我们将竭诚为您服务！

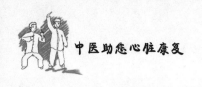
附录

附录1 "8ESC"流程

E：复合评估

★专业评估：①心肺运动试验（心电图运动负荷试验、6分钟步行距离）；②中医体质测评和中医辨证分型；③专业评估量表④其他心血管仪器检查。

★家庭评估：①日常生活能力量表（Barthel指数评定量表）；② PHQ-9评估量表；③ GAD-7评估量表；④尼古丁依赖量表；⑤职业、活动量评估。

E：动静结合运动

★运动种类：选择步行、慢跑、中医传统运动等。

★运动强度：根据心肺运动试验确定。

★运动时间：15～60分钟，其中达到靶心率时间应有10分钟。

★运动频率：每周应运动3～5天，最好上下午各1次，后可增加至每天都运动。

E：中医外治疗法

★专业疗法：①经穴体外反搏疗法；②熏洗疗法；③沐足疗

法；④耳压疗法；⑤中药穴位贴敷疗法；⑥针刺疗法；⑦艾灸疗法；⑧推拿疗法；⑨平衡火罐疗法；⑩中药热奄包疗法。还有直流电药物离子导入、多功能艾灸仪、冠心病超声治疗仪等。

★家庭疗法：① 穴位按压法；②沐足疗法；③中医五音疗法。

E：动静结合运动

★专业疗法：① 行为疗法；②认知疗法；③放松训练；④中医情志制约法；⑤中医外治疗法；⑥药物疗法。

★家庭疗法：①理喻法；②疏泄释放法；③改变认知法；④意识控制法；⑤精神转移法；⑥精神升华法；⑦动静结合运动疗法；⑧穴位按摩疗法。

E：辨证循证用药

★专业处方：①中药辨证处方；②西药指南用药。

★家庭疗法：药茶疗法。

★严格按医嘱服药。

E：辨证膳食

★专业医生根据体力劳动及其胖瘦情况，应用食物交换份法，通过八个步骤制定膳食营养处方。再根据辨证选择食药两用药物，形成整体的中医辨证食疗处方。

★家庭疗法需按中医辨证食疗处方，结合个人喜好，选择合适的食物种类和摄入量。

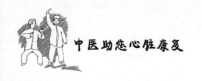

E：康复教育

★专业教育需专业医师根据健康教育实施程序，实施康复教育内容。

★家庭教育应对自身疾病有简单了解、学会自我管理和如何处理突发心脏问题。

E：电子管控

★如果条件许可或病情需要，建议应用穿戴式电子监控设备。

S：睡眠康复

★专业疗法：①睡眠卫生教育；②松弛疗法；③辨证膳食；④外治疗法（针灸、推拿按摩治疗、耳穴疗法、穴位贴敷、足浴疗法、药枕疗法）；⑤脑电生物反馈治疗；⑥脑反射治疗；⑦脑电治疗；⑧体外反搏疗法。

★家庭疗法：①刺激控制疗法；②睡眠限制疗法；③反意向控制法；④认知行为疗法；⑤动静结合运动；⑥音乐疗法。

C：控烟法

★专业疗法由专业医生制定：①"5R"；②"5A"；③戒烟药物；④耳压法；⑤体针；⑥穴位贴敷；⑦运动疗法。

★家庭疗法：①茶疗；②自我控烟法。

附录2 自我评估量表

附表 2-1 Barthel 指数评定量表

项目	评定内容	标准	得分
进食	可独立进食	10	
	需部分帮助	5	
	需极大帮助或完全依赖他人	0	
洗澡	准备好洗澡水后,可自己独立完成	5	
	在洗澡过程中需他人帮助	0	
修饰	可自己独立完成	5	
	需他人帮助	0	
穿衣	可独立完成	10	
	需部分帮助(能自己穿或脱,但需他人帮助整理衣物,如系扣子、拉拉链、系鞋带等)	5	
	需极大帮助或完全依赖他人	0	
控制大便	可控制大便	10	
	偶尔失控	5	
	完全失控	0	
控制小便	可控制小便	10	
	偶尔失控	5	
	完全失控	0	

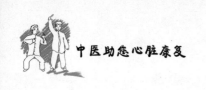
续表

项 目	评定内容	标准	得分
如厕	可独立完成	10	
	需部分帮助(需他人搀扶,需他人帮忙冲水或整理衣裤等)	5	
	需极大帮助或完全依赖他人	0	
床椅转移	可独立完成	15	
	需部分帮助(需他人搀扶或使用拐杖)	10	
	需极大帮助(较大程度上依赖他人搀扶和帮助)	5	
	完全依赖他人	0	
平地行走	可独立在平地上行走45 m	15	
	需部分帮助(需他人搀扶,或使用拐杖、助行器等辅助用具)	10	
	需极大帮助(行走时较大程度上依赖他人搀扶,或坐在轮椅上自行在平地上移动)	5	
	完全依赖他人	0	
上下楼梯	可独立在平地上行走45 m	10	
	部分帮助(需扶楼梯、他人搀扶,或使用拐杖等)	5	
	需极大帮助或完全依赖他人	0	
评定者: 评定日期:		总 分:	

重度依赖 0~40分:完全不能自理,全部需要他人照护(一级护理)

中度依赖 41~59分:部分不能自理,大部分需他人照护(二级护理)

轻度依赖 60~99分:极少部分不能自理,部分需他人照护(三级护理)

无需依赖 100分:完全自理,无需他人照护(三级护理)

附表 2-2 PHQ-9 评估量表

评定内容	完全不会	几天	一半以上时间	几乎每天
1. 做什么事都没兴趣，没意思	0	1	2	3
2. 感到心情低落，抑郁，没希望	0	1	2	3
3. 入睡困难，总是醒着，或睡得太多，嗜睡	0	1	2	3
4. 常感到很疲倦，没劲	0	1	2	3
5. 口味不好，或吃得太多	0	1	2	3
6. 自己对自己不满，觉得自己是个失败者，或让家人丢脸了	0	1	2	3
7. 无法集中精力，即便是读报纸或看电视时；记忆力下降	0	1	2	3
8. 行动或说话缓慢到引起人们的注意；或刚好相反，坐卧不安，烦躁易怒，到处走动	0	1	2	3
9. 有不如一死了之的念头，或想怎样伤害自己一下	0	1	2	3

注：0 ~ 4：没有抑郁症（注意自我保重）

5 ~ 9：可能有轻微抑郁症（建议咨询心理医生或心理医学工作者）

10 ~ 14：可能有中度抑郁症（最好咨询心理医生或心理医学工作者）

15 ~ 19：可能有中重度抑郁症（建议咨询心理医生或精神科医生）

20 ~ 27：可能有重度抑郁症（一定要看心理医生或精神科医生）

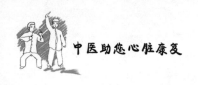

附表 2-3　GAD-7 评估量表

评定内容	完全不会	几天	一半以上时间	几乎每天
1. 感到不安、担心及烦躁	0	1	2	3
2. 不能停止或无法控制担心	0	1	2	3
3. 对各种各样的事情担忧过多	0	1	2	3
4. 很紧张，很难放松下来	0	1	2	3
5. 非常焦躁，以致无法静坐	0	1	2	3
6. 变得容易烦恼或易被激怒	0	1	2	3
7. 感觉好像有什么可怕的事会发生	0	1	2	3

注：0~4：没有焦虑症（注意自我保重）

　　5~9：可能有轻微焦虑症（建议咨询心理医生或心理医学工作者）

　　10~13：可能有中度焦虑症（最好咨询心理医生或心理医学工作者）

　　14~18：可能有中重度焦虑症（建议咨询心理医生或精神科医生）

　　19~21：可能有重度焦虑症（一定要看心理医生或精神科医生）

附表 2-4　尼古丁依赖量表

分值：＿＿＿＿＿＿

问题	答案	分值	备注
1. 早晨您醒来后多久吸第一支烟？	□ 5 分钟内	3	
	□ 6~30 分钟内	2	
	□ 60 分钟内	1	
	□ 否	0	
2. 您是否在许多禁烟场所很难控制吸烟的冲动？	□ 是	1	
	□ 否	0	

续表

问题	答案	分值	备注
3. 您最不愿放弃哪一支烟?	□早晨第一支烟	1	
	□其他	0	
4. 您每天吸多少支烟?	□ 10 支或以下	0	
	□ 11 ~ 20 支	1	
	□ 21 ~ 30 支	2	
	□ 31 支或更多	3	
5. 您卧病在床时仍吸烟吗?	□是	1	
	□否	0	
6. 您早上醒来后第一小时是否比其他时间吸烟多?	□是	1	
	□否	0	
吸烟史?	□有　　　　年		
	□无		
被动吸烟环境?	□是		
	□否		
吸烟原因?	□想吸		
	□被动吸		
是否曾有戒烟史?	□是　　　时间:		电话:
	□否		

注: 不同分值代表的依赖程度分别是: 0 ~ 2分, 极低; 3 ~ 4分, 低; 5分, 中度; 6 ~ 7分, 高; 8 ~ 10分, 极高。当分值大于6时, 通常认为该吸烟者对尼古丁高度依赖

附表 2-5　日常活动评估量表

活动	最小 MET	最大 MET	内容
穿衣	2	3	
开车	1	2	
进食	1	2	
做个人卫生（坐位）	1	2	剃须、刷牙、梳头
做个人卫生（站位）	2	3	
卧床（清醒）	1	2	
性生活	3	5	
淋浴	3	4	血管扩张, 毛巾擦身→可能胸痛
静坐	1	2	

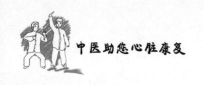

续表

活动	最小 MET	最大 MET	内容
盆浴	2	3	血管扩张，毛巾擦身→可能胸痛
步行 1 600 米 / 小时	1	2	分级增加或顶风
步行 3 200 米 / 小时	2	3	分级增加或顶风
步行 4 800 米 / 小时	3	3.5	分级增加或顶风
步行 5 600 米 / 小时	3.5	4	分级增加或顶风
步行 6 400 米 / 小时	5	6	分级增加或顶风
步行上楼	4	7	分级增加或顶风

附表 2-6　家务劳动评估量表

活动	最小 MET	最大 MET	内容
连续打击地毯	4	5	
铺床	2	6	拆装床铺：5~6MET
木工活	3	7.5	
携重 8.1 千克上楼	7	8	
携重（9 ~ 19.8 千克）	4	5	
携重（20 ~ 29 千克）	5	6	
携重（29 ~ 40 千克）	7	8	
搬衣箱	6	7	
擦地板	3	5	
擦窗户	3	4	
洗衣服（机械）	2	5	装卸衣服：4~5MET
做饭（站）	2	3	
吸尘	2	4	
地板（擦净，上蜡）	4	5	
准备食品	2	–	
园艺（重活）	3	5	植树、锄地、耙地
园艺（轻活）	2	4	浇水、种植、简单除草
除草（手推机械除草机）	5	7	
除草（手推电动除草机）	3	5	
除草（驾除草机）	2	3	

续表

活动	最小 MET	最大 MET	内容
杂货店售货	2	3	搬重物：1~7MET
杂货店上货	1.7	3.1	
晾衣服	3	4	
家务劳动（一般）	3	4	
熨衣服	2	4	
洗衣服	2	2.5	站着叠或晾晒衣服，放入甩干机
拖地	3	4	
搬家具	4	8	因家居重量而异
刷漆	4	5	因胳膊高于头部而可能发生胸痛
和孩子玩（坐）——轻	2.5	3	
和孩子玩（站）——轻	2.8	3.5	
和孩子玩（跑）	4	5	
擦亮地板	3	4	
擦亮家居	1	2	
拖地	3	5	
布置房间	4	5	
洗器皿	1.5	2.7	
擦洗（跪）	3	4	
铲起 7.2 千克 /10 分钟	9	10	
铲雪（推到一边）	6.7	7.6	因铲雪的方式，速度而异
铲雪（搬到一边）	6.7	7.2	
安装外窗	6	7	
室内卫生	1	2.5	
吸尘器吸尘	2.9	3.6	
洗车	6	7	
洗地板	3	4	洗和上蜡
洗窗户	3.1	5	
洗盘子	2	3	

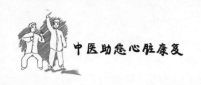
附表 2-7　娱乐活动评估量表

活动	最小 MET	最大 MET	活动	最小 MET	最大 MET
射箭	3	4	空手道	8	12
背负（20千克）	6	11	独木舟	7	11
羽毛球	4	9	编织	1	2
芭蕾舞	6	7	长曲棍球	6	13
棒球（比赛）	5	6	摩托车	2.5	7
棒球（非比赛）	4	5	乐器	2	4
台球	2	3	东方武术	8	12
身体锻炼	3	7	水球	8	12
保龄球	2	4	绘画	3	5
拳击	6	12	壁球	8	12
Broomball	5	9	读书	1	2
健身操	3	8	Ringette	5	13
驾轻舟（3.2～8千米/小时）	2	8	跳绳80次/分	8	10
玩牌	1	2	跳绳120~180次/分	11	12
携重9～19.8千克	4	5	划船16千米/小时	2.8	3.4
携重20～28.8千克	5	6	划船24千米/小时	3.5	5.1
伐木	7	17	划船32千米/小时	5	7.4
爬山	7	10	跑步12分钟/1.6千米	8	9
CPR	2.3	3.7	跑步11分钟/1.6千米	9	10
板球	3	7.5	跑步9分钟/1.6千米	10	1
槌球游戏	2	3.5	驾小船	2	5
冰石游戏	4	6	锯木	2.9	3.9
蹬车	2	4	跳水	5	10
蹬车（8千米/小时）	2	3	缝纫	1	2
蹬车（9.6千米/小时）	3	4	缝纫（机器）	2	3
蹬车（12.8千米/小时）	4	5	滑板	2	3

续表

活动	最小 MET	最大 MET	活动	最小 MET	最大 MET
蹬车（16千米/小时）	5	6	滑冰（花式溜冰）	4	10
蹬车（19.2千米/小时）	7	8	滑冰（带轮鞋）	5	11
蹬车（20.8千米/小时）	8	9	滑雪（平地4.8千米/小时）	6	7
太空舞	4	9	滑雪（平地6.4千米/小时）	8	9
民间舞	3	7	滑雪（平地8千米/小时）	9	10
方块舞	5	7	滑雪（下坡）	5	9
舞厅舞	4	5	滑水	5	7
慢步舞	3	4	雪橇	4	8
击剑	6	10	穿着鞋行走	8	12
钓鱼（在船上）	2	4	英式足球（非比赛）	5	8
钓鱼（做鱼饵）	3	4	软式网球（比赛）	5	12
足球（边线区域）	7	10	软式网球（集体比赛）	8	9
飞碟	3	5	游泳（仰泳）	7	8
园艺（挖土）	5	6	游泳（蛙泳）	8	9
高尔夫球（开车）	2	3	游泳（自由泳）	9	10
高尔夫球（拉车）	3	4	游泳（慢）	4	5
高尔夫球（背着球杆）	4	5	乒乓球	3	5
体操	5	10	看电视	1	2
手操	2.7	4.6	网球（单人）	4	9
徒步	3	7	网球（双人）	4	8
曲棍球	3	5	排球	3	8
曲棍球（陆上）	7	8	步行1.6千米/小时	1	2
曲棍球（冰上）	7	8	步行3.2千米/小时	2	3
骑马（疾驰）	8	9	步行4.8千米/小时	3	3.5
骑马（小跑）	6	7	步行5.6千米/小时	3.5	4

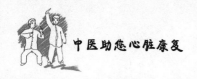
活动	最小 MET	最大 MET	活动	最小 MET	最大 MET
骑马（走）	3	4	负重 0.45 千克步行 5.76 千米/小时	4.6	6
掷马蹄铁游戏	2	3	步行 6.4 千米/小时	5	6
打猎（小型）	3	17	木工活	2	
打猎（大型）	3	14	摔跤	9	10
柔道	6	12	瑜伽	4	–

附表 2-8　职业活动能量消耗

活动	最小 MEN	最大 MET	说明
流水线工作	3	5	
自动设备维修	2	3	
面包房工作	2	4	
酒吧招待	2	3	
泥瓦匠工作	3	4	
木工	3	7.5	
携重 8 千克上楼	7	8	
携重（9.9~10.8 千克）	4	5	
携重（20~28.8 千克）	5	6	
携重（29~38 千克）	7	8	
搅拌水泥	3	4	
伐木（慢）	7	17	慢→7MET，快→17MET
开采煤	6	7	
办公室工作	1.5	2	
挖沟	7	8	
车床工作	3	4	
农场工作（轻）	1.5	4.5	挤奶、饲养动物
农场工作（较重）	5	8	捆干草、清理仓库、叉草堆
锉工	2	3	
消防人员	8	12	
手工具工作	2	3	
手工劳动	5	6	
传达室工作（轻）	2	3	

续表

活动	最小 MEN	最大 MET	说明
爬楼	4	5	
提重（19.8 千克 /30 分钟）	7	8	
提重 45 千克	7	10	从地面提至腰部
机器装配	3	4	
石工	4	5	
绘画	4	5	
装裱工	4	5	
刨硬木	8	9	
抹石膏	3	4	
推重物	7	8	
推 33.75 千克小车	4	5	
收音机式电视机维修	2	3	
锯硬木	6	8	
用电锯	3	4	
锯软木	5	6	
铲（轻）	5	6	
铲（4.5 千克 / 分钟）	6	7	
铲（6.3 千克 / 分钟）	7	9	
铲（7.2 千克 / 分钟）	9	12	
裁缝	2.5	4	
工具（重）	5	6	锤、钻
工具（很重）	7	8	镐、铲
拖拉机耕地	4	5	
开卡车	3	4	
打字	1.5	2	
焊接（轻 / 中量）	3	4	
推手推车（22.5~45 千克）	3	4	
劈木	6	7	

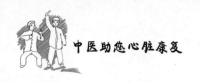

附录3　主要食物营养成分含量表
（每100克食物所含的成分）

类别	食物名称	蛋白质（克）	脂肪（克）	碳水化合物（克）	热量（千卡）	无机盐类（克）	钙（毫克）	磷（毫克）	铁（毫克）
谷类	大米	7.5	0.5	79	351	0.4	10	100	1.0
	小米	9.7	1.7	77	362	1.4	21	240	4.7
	高粱米	8.2	2.2	78	385	0.4	17	230	5.0
	玉米	8.5	4.3	73	365	1.7	22	210	1.6
	大麦仁	10.5	2.2	66	326	2.6	43	400	4.1
	面粉	12.0	0.8	70	339	1.5	22	180	7.6
干豆类	黄豆（大豆）	39.2	17.4	25	413	5.0	320	570	5.9
	青豆	37.3	18.3	30	434	5.0	240	530	5.4
	黑豆	49.8	12.1	19	384	4.0	250	450	10.5
	赤小豆	20.7	0.5	58	318	3.3	67	305	5.2
	绿豆	22.1	0.8	59	332	3.3	34	222	9.7
	花豇豆	22.6	2.1	58	341	2.5	100	456	7.9
	豌豆	24.0	1.0	58	339	2.9	57	225	0.8
	蚕豆	28.2	0.8	49	318	2.7	71	340	7.0
鲜豆类	青扁豆荚（鹊豆）	3.0	0.2	6	38	0.7	132	77	0.9
	白扁豆荚（刀子豆）	3.2	0.3	5	36	0.8	81	68	3.4
	四季豆（芸豆）	1.9	0.8	4	31	0.7	66	49	1.6
	豌豆（淮豆、小寒豆）	7.2	0.3	12	80	0.9	13	90	0.8
	蚕豆（胡豆、佛豆）	9.0	0.7	11	86	1.2	15	217	1.7
	菜豆角	2.4	0.2	4	27	0.6	53	63	1.0

续表

类别	食物名称	蛋白质（克）	脂肪（克）	碳水化合物（克）	热量（千卡）	无机盐类（克）	钙（毫克）	磷（毫克）	铁（毫克）
豆类制品	黄豆芽	11.5	2.0	7	92	1.4	68	102	6.4
	豆腐浆	1.6	0.7	1	17	0.2	–	–	–
	北豆腐	9.2	1.2	6	72	0.9	110	110	3.6
	豆腐乳	14.6	5.7	5	30	7.8	167	200	12.0
	绿豆芽	3.2	0.1	4	30	0.4	23	51	0.9
	豆腐渣	2.6	0.3	7	41	0.7	16	44	4.0
根茎类	小葱（火葱、麦葱）	1.4	0.3	5	28	0.8	63	28	1.0
	大葱（青葱）	1.0	0.3	6	31	0.3	12	46	0.6
	葱头（大蒜）	4.4	0.2	23	111	1.3	5	44	0.4
	芋头（土芝）	2.2	0.1	16	74	0.8	19	51	0.6
	胡萝卜	2.0	0.4	5	32	1.4	19	23	1.9
	荸荠（乌芋）	1.5	0.1	21	91	1.5	5	68	0.5
	甘薯（红薯）	2.3	0.2	29	127	0.9	18	20	0.4
	藕	1.0	0.1	6	29	0.7	19	51	0.5
	白萝卜	0.6	–	6	26	0.8	49	34	0.5
	马铃薯（土豆、洋芋）	1.9	0.7	28	126	1.2	11	59	0.9
叶菜类	黄花菜（鲜金针菜）	2.9	0.5	12	64	1.2	73	69	1.4
	黄花（金针菜）	14.1	0.4	60	300	7.0	463	173	16.5
	菠菜	2.0	0.2	2	18	2.0	70	34	2.5
	韭菜	2.4	0.5	4	30	0.9	56	45	1.3
	苋菜	2.5	0.4	5	34	2.3	200	46	4.8
	油菜（胡菜）	2.0	0.1	4	25	1.4	140	52	3.4
	大白菜	1.4	0.3	3	19	0.7	33	42	0.4
	小白菜	1.1	0.1	2	13	0.8	86	27	1.2
	洋白菜（椰菜）	1.3	0.3	4	24	0.8	100	56	1.9
	香菜（芫荽）	2.0	0.3	7	39	1.5	170	49	5.6
	芹菜茎	2.2	0.3	2	20	1.0	160	61	8.5

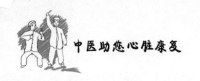

类别	食物名称	蛋白质（克）	脂肪（克）	碳水化合物（克）	热量（千卡）	无机盐类（克）	钙（毫克）	磷（毫克）	铁（毫克）
菌类	蘑菇（鲜）	2.9	0.2	3	25	0.6	8	66	1.3
	口蘑（干）	35.6	1.4	23	247	16.2	100	162	32.0
	香菌（香菇）	13.0	1.8	54	384	4.8	124	415	25.3
海菜类	木耳（黑）	10.6	0.2	65	304	5.8	357	201	185.0
	海带（干，昆布）	8.2	0.1	57	262	12.9	2250	–	150.0
	紫菜	24.5	0.9	31	230	30.3	330	440	32.0
茄瓜果类	南瓜	0.8	–	3	15	0.5	27	22	0.2
	西葫芦	0.6	–	2	10	0.6	17	47	0.2
	瓠子（龙蛋瓜）	0.6	0.1	3	15	0.4	12	17	0.3
	丝瓜（布瓜）	1.5	0.1	5	27	0.5	28	45	0.8
	茄子	2.3	0.1	3	22	0.5	22	31	0.4
	冬瓜	0.4	–	2	10	0.3	19	12	0.3
	西瓜	1.2	–	4	21	0.2	6	10	0.2
	甜瓜	0.3	0.1	4	18	0.4	27	12	0.4
	菜瓜（地黄瓜）	0.9	–	2	12	0.3	24	11	0.4
	黄瓜	0.8	0.2	2	13	0.5	25	37	0.4
	西红柿（番茄）	0.6	0.3	2	13	0.4	8	32	0.4
水果类	柿	0.7	0.1	11	48	2.9	10	19	0.2
	枣	1.2	0.2	24	103	0.4	41	23	0.5
	苹果	0.2	0.6	15	60	0.2	11	9	0.3
	香蕉	1.2	0.6	20	90	0.7	10	35	0.8
	梨	0.1	0.1	12	49	0.3	5	6	0.2
	杏	0.9	–	10	44	0.6	26	24	0.8
	李	0.5	0.2	9	40	–	17	20	0.5
	桃	0.8	0.1	7	32	0.5	8	20	1.0
	樱桃	1.2	0.3	8	40	0.6	6	31	5.9
	葡萄	0.2	–	10	41	0.2	4	15	0.6

续表

类别	食物名称	蛋白质（克）	脂肪（克）	碳水化合物（克）	热量（千卡）	无机盐类（克）	钙（毫克）	磷（毫克）	铁（毫克）
干果及硬果类	花生仁（炒熟）	26.5	44.8	20	589	3.1	71	399	2.0
	栗子（生及熟）	4.8	1.5	44	209	1.1	15	91	1.7
	杏仁（炒熟）	25.7	51	9	597	2.5	141	202	3.9
	菱角（生）	3.6	0.5	24	115	1.7	9	49	0.7
	红枣（干）	3.3	0.5	73	309	1.4	61	55	1.6
肉类	牛肉	20.1	10.2	–	172	1.1	7	170	0.9
	牛肝	18.9	2.6	9	135	0.9	13	400	9
	羊肉	11.1	28.8	0.5	306	0.9	11	129	2
	羊肝	18.5	7.2	4	155	1.4	9	414	6.6
	猪肉	16.9	29.2	1.1	335	0.9	11	170	0.4
	猪肝	20.1	4.0	2.9	128	1.8	11	270	25
乳类	牛奶（鲜）	3.1	3.5	4.6	62	0.7	120	90	0.1
	牛奶粉	25.6	26.7	35.6	48.5	–	900	–	0.8
	羊奶（鲜）	3.8	4.1	4.6	71	0.9	140	–	0.7
禽类	鸡肉	23.3	1.2	–	104	1.1	11	190	1.5
	鸭肉	16.5	7.5	0.1	134	0.9	11	145	4.1
蛋类	鸡蛋（全）	14.8	11.6	–	164	1.1	55	210	2.7
	鸭蛋（全）	13	14.7	0.5	186	1.8	71	210	3.2
	咸鸭蛋（全）	11.3	13.2	3.3	178	6	102	214	3.6
爬虫	田鸡（青蛙）	11.9	0.3	0.2	51	0.6	22	159	1.3
	甲鱼	16.5	1	1.5	81	0.9	107	135	1.4
蛤类	河螃蟹	1.4	5.9	7.4	139	1.8	129	145	13.0
	明虾	20.6	0.7	0.2	90	1.5	35	150	0.1
	青虾	16.4	1.3	0.1	78	1.2	99	205	0.3
	虾米（河产及海产）	46.8	2	–	205	25.2	882	–	–
	田螺	10.7	1.2	3.8	69	3.3	357	191	19.8
	蛤蜊	10.8	1.6	4.8	77	3	37	82	14.2

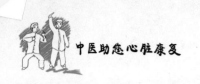
续表

类别	食物名称	蛋白质（克）	脂肪（克）	碳水化合物（克）	热量（千卡）	无机盐类（克）	钙（毫克）	磷（毫克）	铁（毫克）
鱼类	鲫鱼	13	1.1	0.1	62	0.8	54	20.3	2.5
	鲤鱼	18.1	1.6	0.2	88	1.1	28	17.6	1.3
	鳝鱼	17.9	0.5	–	76	0.6	27	4.6	4.6
	带鱼	15.9	3.4	1.5	100	1.1	48	53	2.3
	黄花鱼（石首鱼）	17.2	0.7	0.3	76	0.9	31	204	1.8
油脂及其他	猪油（炼）	–	99	–	891	–	–	–	–
	芝麻油	–	100	–	900	–	–	–	–
	花生油	–	100	–	900	–	–	–	–
	芝麻酱	20.0	52.9	15	616	5.2	870	530	58
	豆油	–	100	–	900	–	–	–	–